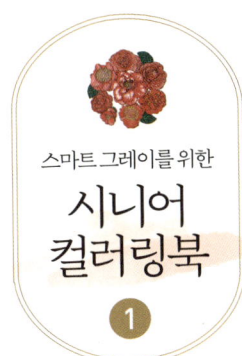

스마트 그레이를 위한
시니어
컬러링북
①

스마트 그레이를 위한
시니어 컬러링북

❶ 아름다운 꽃과 식물

1판 1쇄 발행 2024년 7월 10일
1판 2쇄 발행 2024년 12월 9일

일러스트 사인
발행인 김용환
디자인 임현주

등록 2019년 7월 16일(제406-2019-000079호)
주소 서울시 구로구 디지털로 288, 1212-27호
연락처 070-8957-7076 / sowonbook@naver.com
ISBN 979-11-91573-17-6 13650

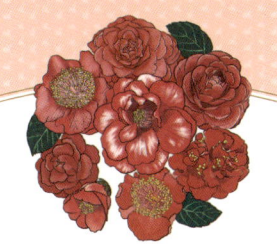

스마트 그레이를 위한

시니어 컬러링북

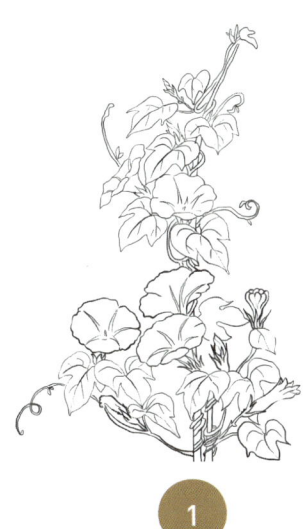

①

아름다운 꽃과 식물

건강하고 행복한 내일의 준비

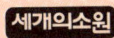

차례

추천의 글   8

컬러링 가이드   10

이 책의 사용법   12

파트 1

백합
16

붓꽃
18

은방울꽃
20

복수초
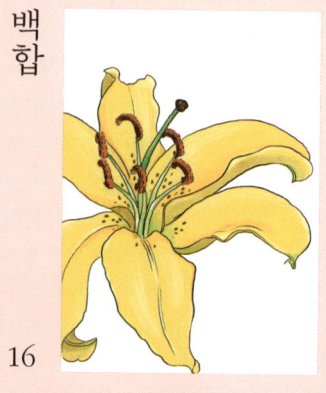
22

연꽃
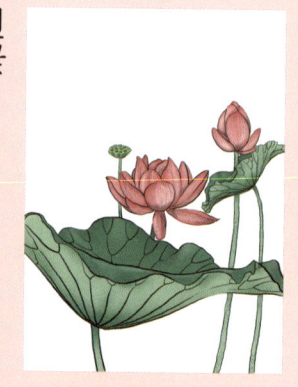
24

튤립
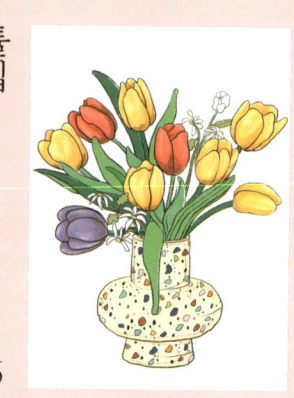
26

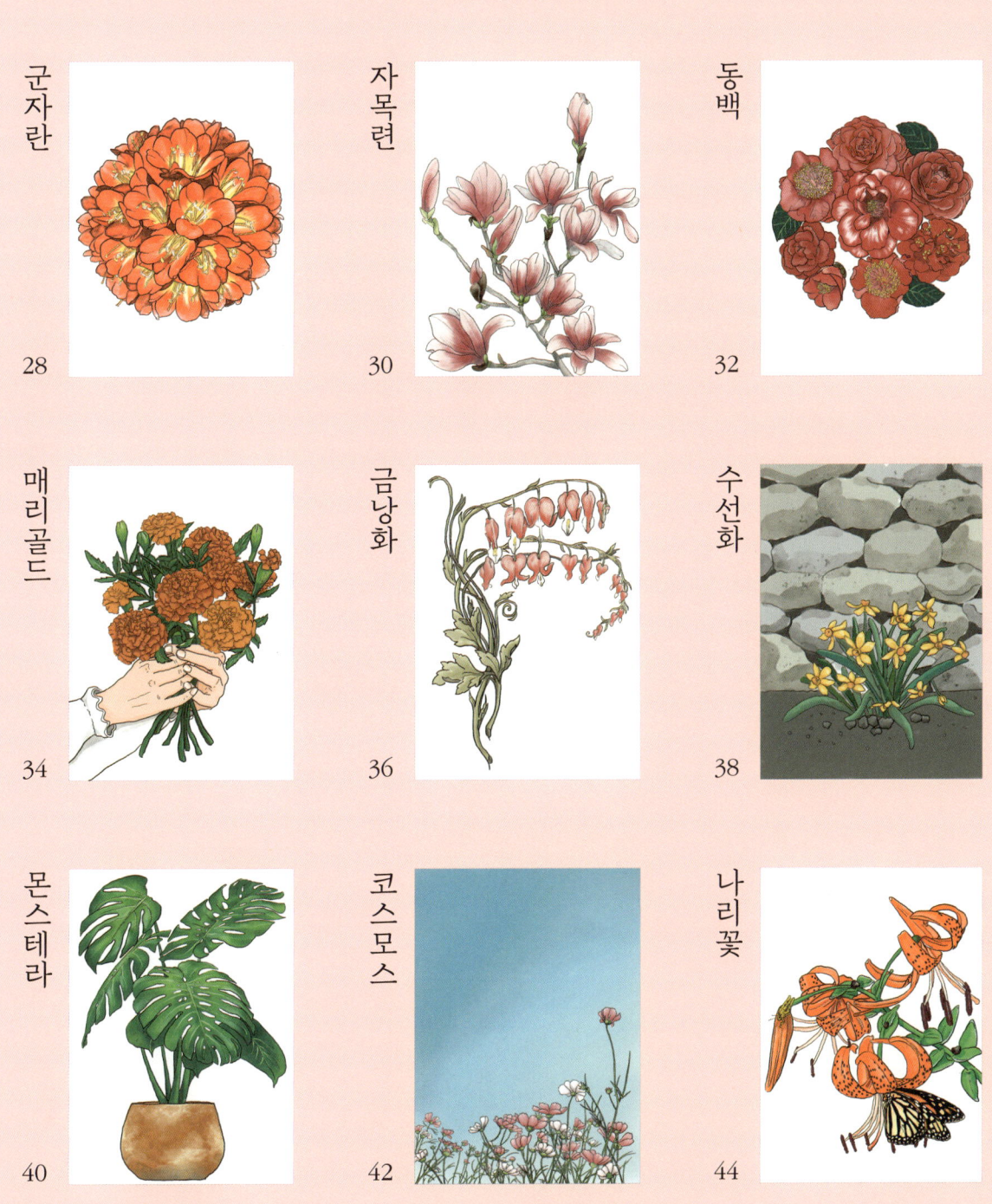

군자란 28	자목련 30	동백 32
매리골드 34	금낭화 36	수선화 38
몬스테라 40	코스모스 42	나리꽃 44

파트 2

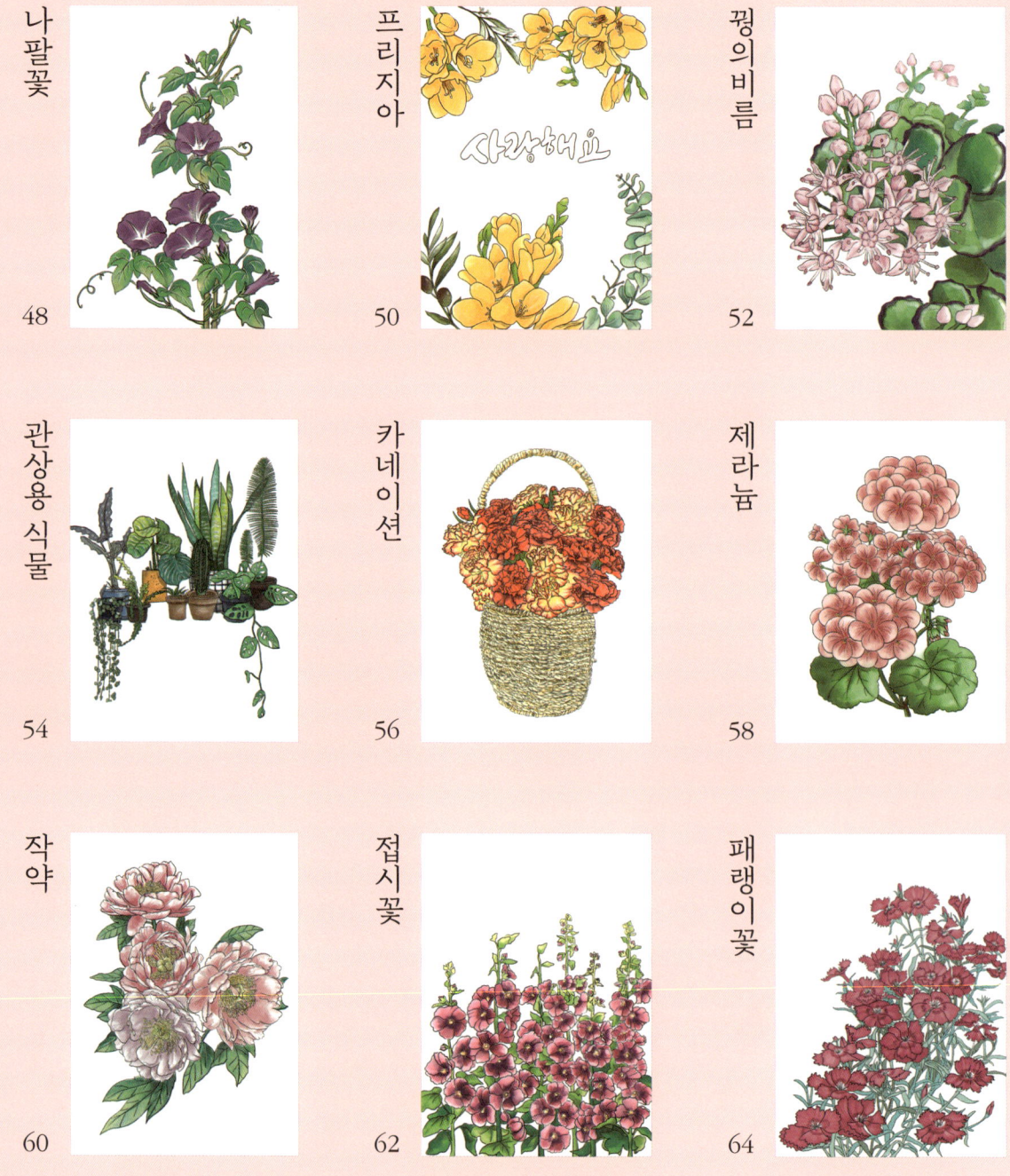

나팔꽃 48

프리지아 50

꿩의비름 52

관상용 식물 54

카네이션 56

제라늄 58

작약 60

접시꽃 62

패랭이꽃 64

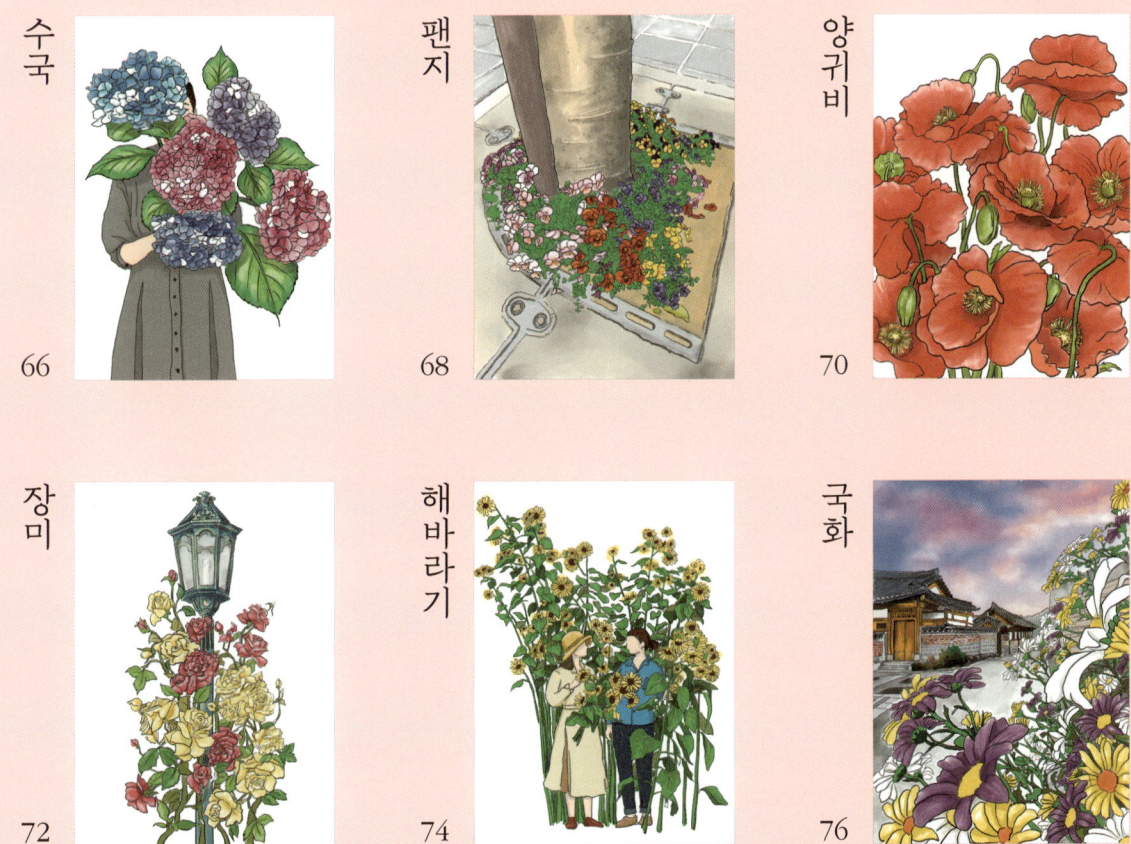

수국 66

팬지 68

양귀비 70

장미 72

해바라기 74

국화 76

스케치 모음　78

추천의 글

건강하고 행복한 노년의 준비

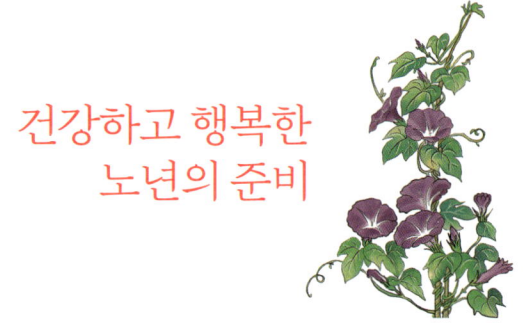

치매에 걸린 노모를 모시는 50대 중반의 교육생의 이야기입니다.

"요즘 자주 깜박깜박하고 단어도 잘 생각나지 않는 것이 아무래도 불안해서 치매 검사를 받아봤어요. 다행히 치매는 아니었습니다. 그런데 검사 결과를 기다리는 그 짧은 순간, 천국과 지옥을 오간 기분이었어요. 나마저 치매에 걸리면 우리 어머니는 어떡하나 하는 생각이 들어서요."

치매 인구 100만 시대. 치매에 대한 관심이 높아지는 동시에 치매를 향한 두려움도 커지고 있습니다. 어르신들만 치매를 두려워하는 것은 아닙니다. 최근에는 65세 이전에 발병하는 초로기 치매가 증가하면서 나이를 불문하고 치매의 두려움에서 벗어나기 힘듭니다.

노화 그리고 다양한 신체적·정신적 요인으로 인한 뇌 기능 손상으로 인지 기능이 저하되는 치매. 예방을 위해서는 적극적으로 대뇌 활동을 활성화해야 합니다. 치매의 원인은 매우 다양하고, 증상도 다양해서 전문가들이 소개하는 치매 예방법도 다양합니다. 그래서 치매에 대한 두려움 만큼 어떤 활동으로 시작해야 하는지 선택도 어렵습니다.

수많은 치매 예방 활동 중에서도 그림 그리기, 특히 컬러링은 가장 많은 전문가가 추천하고, 실제로 많은 기관에서 활용하고 있는 활동입니다. 효과적이면서 누구나 쉽게 접근할 수 있기 때문입니다.

과정을 살펴보면 그림을 보며 시각을 자극하고, 컬러 선택을 하며 두뇌를 자극하고, 색연필을 잡고 칠하면서 촉각을 자극하고, 사각사각 색칠하는 소리는 청각을 자극합니다. 즉 오감을 모두 자극하는 활동입니다. 작은 부분까지 색칠하려면 손가락의 소근육까지 사용해야 하기에 손가락 관절 구축도 예방합니다. 아주 단순한 작업으로 보이지만, 뇌의 모든 기능을 활성화하여 치매를 예방하는 최적의 활동입니다.

어르신을 위한 컬러링 과정으로 구성된 《시니어 컬러링북 1_ 아름다운 꽃과 식물》은 친숙한 주제로 흥미를 유발하면서, 계절 감각도 익힐 수 있습니다. 《시니어 컬러링북 2_ 아름다운 우리나라 여행》에서는 여행의 추억이 떠올라 편안함이 느껴집니다.

처음엔 간단한 그림부터 시작해보세요. 다양한 난이도의 스케치를 선택할 수 있어 흥미를 잃지 않고 끝까지 완성할 수 있습니다. 컬러링을 처음 접하는 독자라도 성취감을 느낄 수 있도록 구성한 점이 매우 인상 깊습니다.

치매 예방 효과를 높이려면 어르신 혼자 하는 것보다는 누군가 함께하기를 추천합니다. 가족이나 친구, 돌봄 종사자와 같이 추억을 나누면서 마음의 안정을 찾고, 대화와 공감으로 사회성을 향상하는 효과까지 얻을 수 있습니다. 이때 함께하는 분께서는 어르신 스스로 컬러를 선택할 수 있도록 기다려 주세요. 예시로 나와 있는 컬러를 기억하고 찾아내는 과정은 인지기능의 노화를 예방합니다.

칭찬과 인정이 치매 치료에 효과적이라는 연구가 있습니다. 혹시 어르신이 잘 하지 못하거나 실수하더라도 격려해주시고, 하나의 그림을 완성하면 꼭 칭찬해 주세요. 자신감이 생기고 동기가 부여되어 활동을 포기하지 않습니다.

아무리 의학이 발달해도 노화를 막을 수는 없습니다. 좋은 약이 많이 개발되었다고 하지만 치매를 완벽하게 예방할 수도, 치료할 수도 없습니다. 우리가 지금 할 수 있는 것은 건강한 노화를 위한 노력뿐입니다. 일상에서 즐거움을 찾고 새로운 활동을 통해 인지 기능을 유지하는 것이 건강한 노화입니다.

즐거운 취미 생활을 통해 건강하고 행복한 노후를 준비하실 수 있기를 바랍니다.

케어링 성수 요양보호사교육원
원장 유숙경

컬러링 가이드

색연필

색연필의 종류는 크게 유성 색연필과 수성 색연필이 있습니다. 유성 색연필은 물이 닿아도 번지지 않고 발색력이 좋으며, 수성 색연필은 수채화 느낌을 낼 수 있지만 물이 닿으면 번지는 특성이 있습니다.

세부적인 표현을 위해 일반적으로 유성 색연필을 많이 사용합니다. 〈파버카스텔〉, 〈문화색연필〉 등 국내외의 다양한 브랜드가 있으며, 연필처럼 깎아쓰는 형태가 많습니다.

색칠하기

- 흐린 컬러를 표현할 때는 연필의 끝 부분을 잡고 힘을 뺀 채 선을 긋습니다. 손을 연필심 쪽으로 가까이 잡고 그릴수록 굵고 진한 선을 표현할 수 있습니다, 처음에는 흐리게 칠하는 연습을, 점점 더 진하고 굵은 선을 그리는 연습을 하고 컬러링을 시작하세요.
- 진한 컬러를 표현하는 방법은 두 가지입니다. 첫 번째는 흐린 선으로 면을 칠하고, 그 위에 여러 번 덧칠하여 진하게 하는 방법입니다. 두 번째는 처음부터 색연필을 세워 잡고 굵고 힘있는 선으로 면을 채우는 방법입니다. 아름다운 면을 표현하기 위해서는 첫 번째 방법이 좋습니다.

흐리게 면을 칠한다.

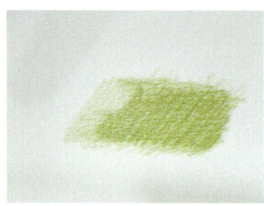
그 위에 덧칠한다.

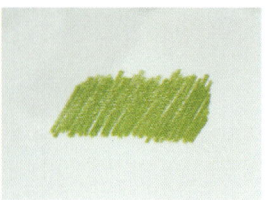
색연필을 세워 세게 칠한다.

- **작고 좁은 면을 칠할 때** : 색연필 끝을 뾰족하게 합니다. 끝이 뾰족하면 그려지는 선이 가늘고, 선이 지나간 자리가 선명하게 남습니다.
- **넓은 면을 칠할 때** : 색연필 끝이 뭉툭한 상태로 칠하거나, 눕혀서 사용합니다. 먼저 면의 가장자리를 칠하고 안쪽을 칠하는 순서를 추천합니다.

그라데이션

색의 명암이나 농도에 조금씩 변화를 주는 방법입니다. 하나의 색으로 점점 진하게 칠하거나, 여러 개의 색으로 점점 변하는 느낌을 낼 수 있습니다. 하나의 색을 사용할 때는 먼저 연하게 전체를 칠하고, 진해지는 쪽을 여러번 겹쳐서 칠합니다.

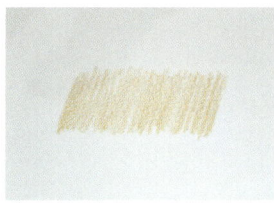 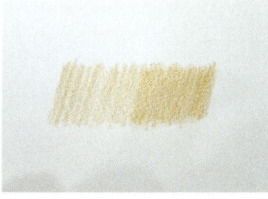 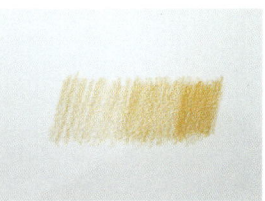

전체를 연하게 칠한다.   중간 정도까지 덧칠한다.   면을 나누어 여러 번 덧칠한다.

여러 색을 사용할 때는 분홍 → 진분홍, 파랑 → 남색과 같이 같은 계열의 연한 색과 진한 색을 연결하면 자연스럽습니다. 색상환에서 가까이 있는 색을 사용하는 방법을 추천합니다. 연한 색을 전체적으로 칠하고 면을 나누어 진해지는 방향으로 여러번 겹쳐서 칠합니다.

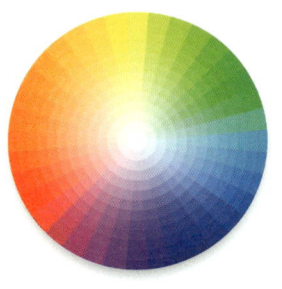  

색상환   중간 정도까지 진한색을 덧칠한다.   면을 나누어 진한 색을 여러겹 덧칠한다.

이 책의 사용법

이렇게 함께해 주세요

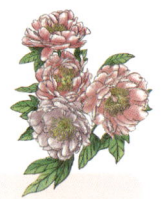

더 높은 치매 예방 효과를 위해서는 주변의 가족이나 친구가 함께 컬러링에 참여해주세요.

1. 어르신과 함께 그림을 골라주세요. 자신의 취향이나 난이도를 보고 스스로 선택하게 해주세요.
2. 그림의 제목과 완성본을 보며 연상되는 대화를 해보세요.
3. 완성본을 참고하되, 어르신이 스스로 컬러를 선택할 수 있도록 기다려 주세요. 스스로에 대한 믿음과 자신감이 생깁니다
4. 완성본 옆에 소개된 컬러 목록이 완성본 속 어느 부분에 사용되었는지 함께 찾아보세요. 인지 능력을 향상시키는 활동입니다.
5. 어려운 공간을 색칠했을 때, 그림을 완성했을 때 등 계속해서 칭찬해 주세요. 의욕적으로 참여할 수 있도록 동기를 부여합니다.

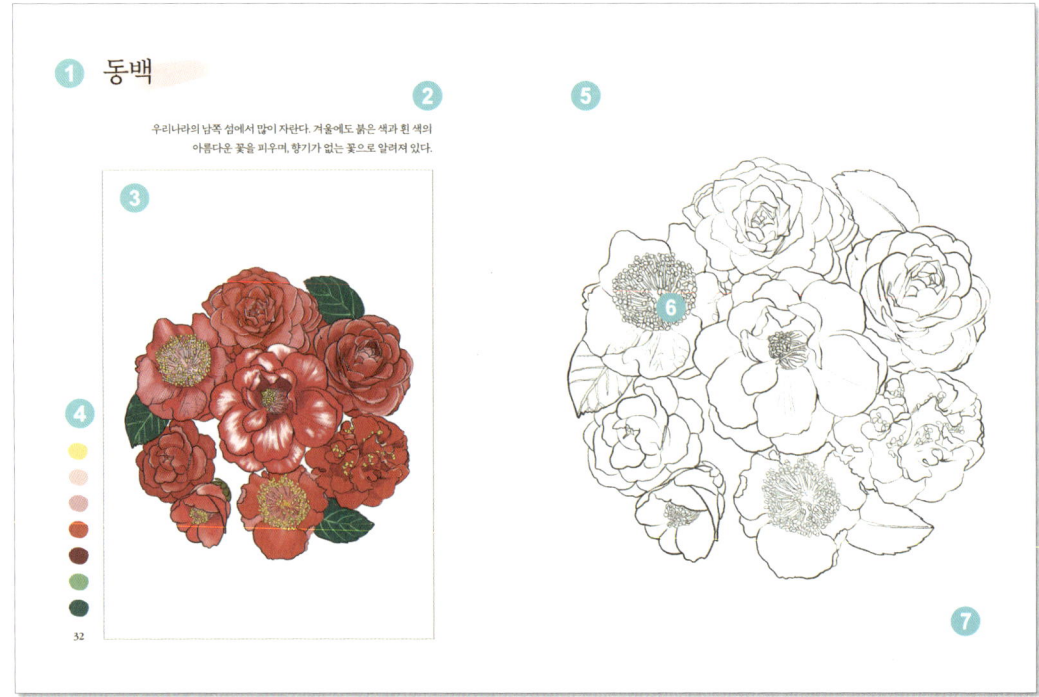

① 그림 제목
꽃과 식물의 모양, 컬러, 관련된 추억 등에 대해 이야기 나누어요.

② 그림 설명
꽃과 식물에 대한 간단한 설명입니다. 소리내어 읽어보고, 가능하면 여백 부분에 따라 적어보세요.

③ 컬러링 완성본
그림 작가가 채색하여 완성한 그림입니다. 독자들이 참고할 수 있도록 가장 자연스러운 컬러를 사용하였습니다. 참고하여 자신만의 컬러로 자연스럽게 표현해보세요.

④ 컬러 목록
그림 작가가 완성한 그림에 사용한 컬러 목록입니다. 해당 컬러가 어디에 사용되었는지 찾아 보고 실제 작업에 참고하세요. 가지고 있는 도구에 따라 다양한 컬러로 변형하여 활용할 수 있습니다. 전혀 다른 컬러로 나만의 그림을 완성해보는 것도 좋습니다.

⑤ 스케치
독자가 완성할 공간입니다.

⑥ 작은 면
처음에는 작은 선으로 구분되어 있는 부분은 하나의 면으로 보고, 하나의 컬러로 색칠해 주세요. 능숙해지면 한칸한칸 다양한 컬러와 음영으로 표현할 수 있습니다.

⑦ 커다란 면
하늘이나 숲, 잔디, 길 등 커다란 면은 색칠하지 않아도 좋습니다. 색칠하고 싶다면 완성본을 참고하되, 원하는 컬러로 자유롭게 표현해 보세요.

백합

붓꽃

은방울꽃

복수초

연꽃

튤립

군자란

자목련

동백

매리골드

금낭화

수선화

몬스테라

코스모스

나리꽃

아름다운 꽃과 식물

파트 1

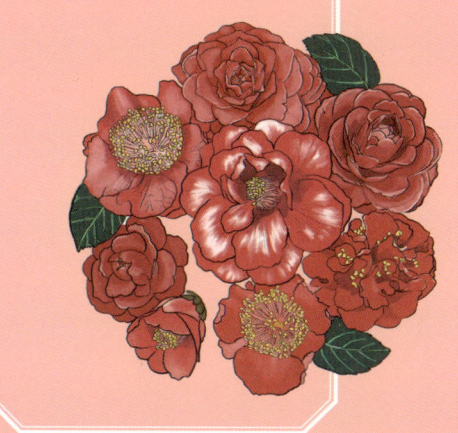

백합

백합속의 여러해살이풀. 꽃이 크고 향기가 좋아 관상용으로 사랑받는다.
줄기는 식용으로, 뿌리는 약으로도 사용한다.

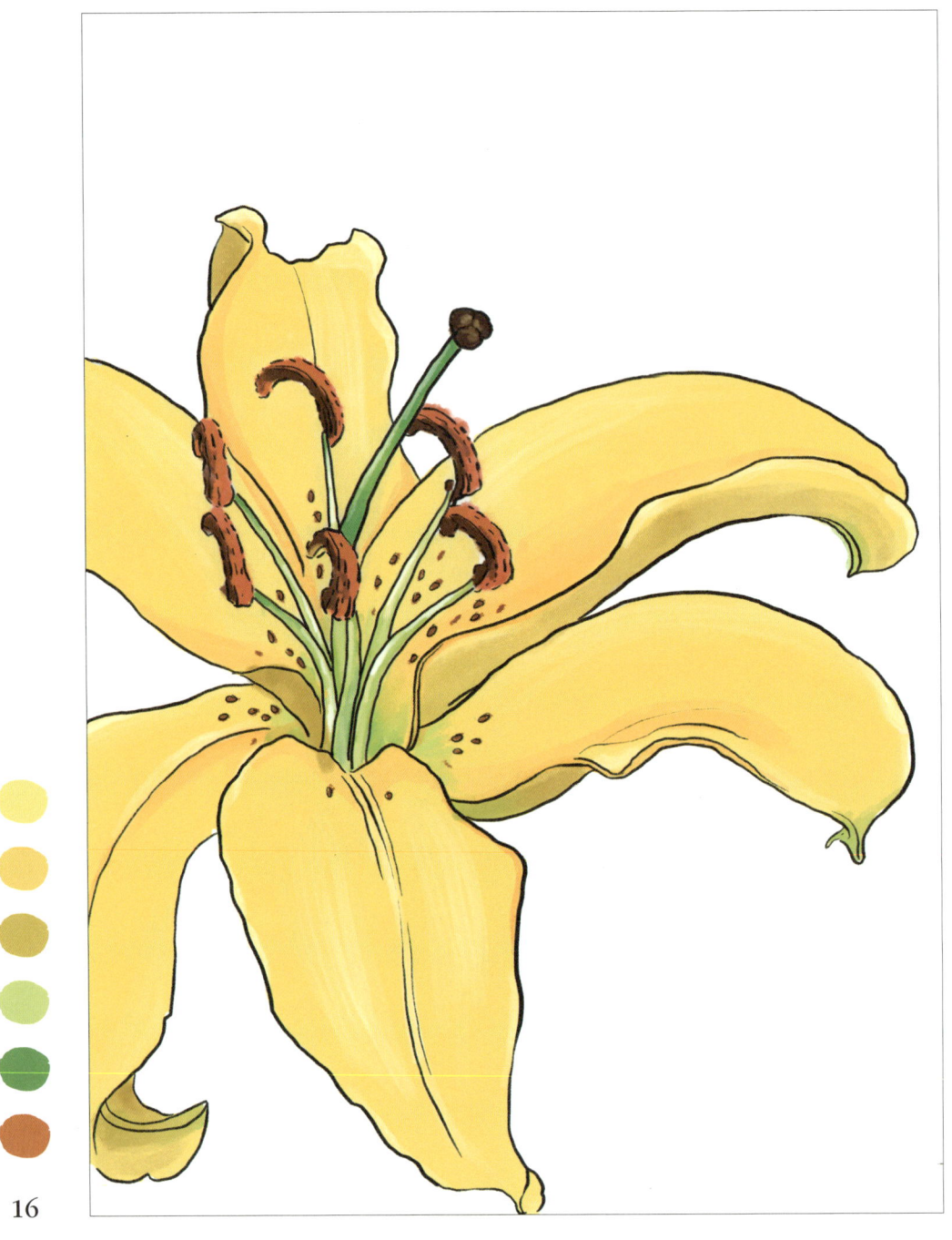

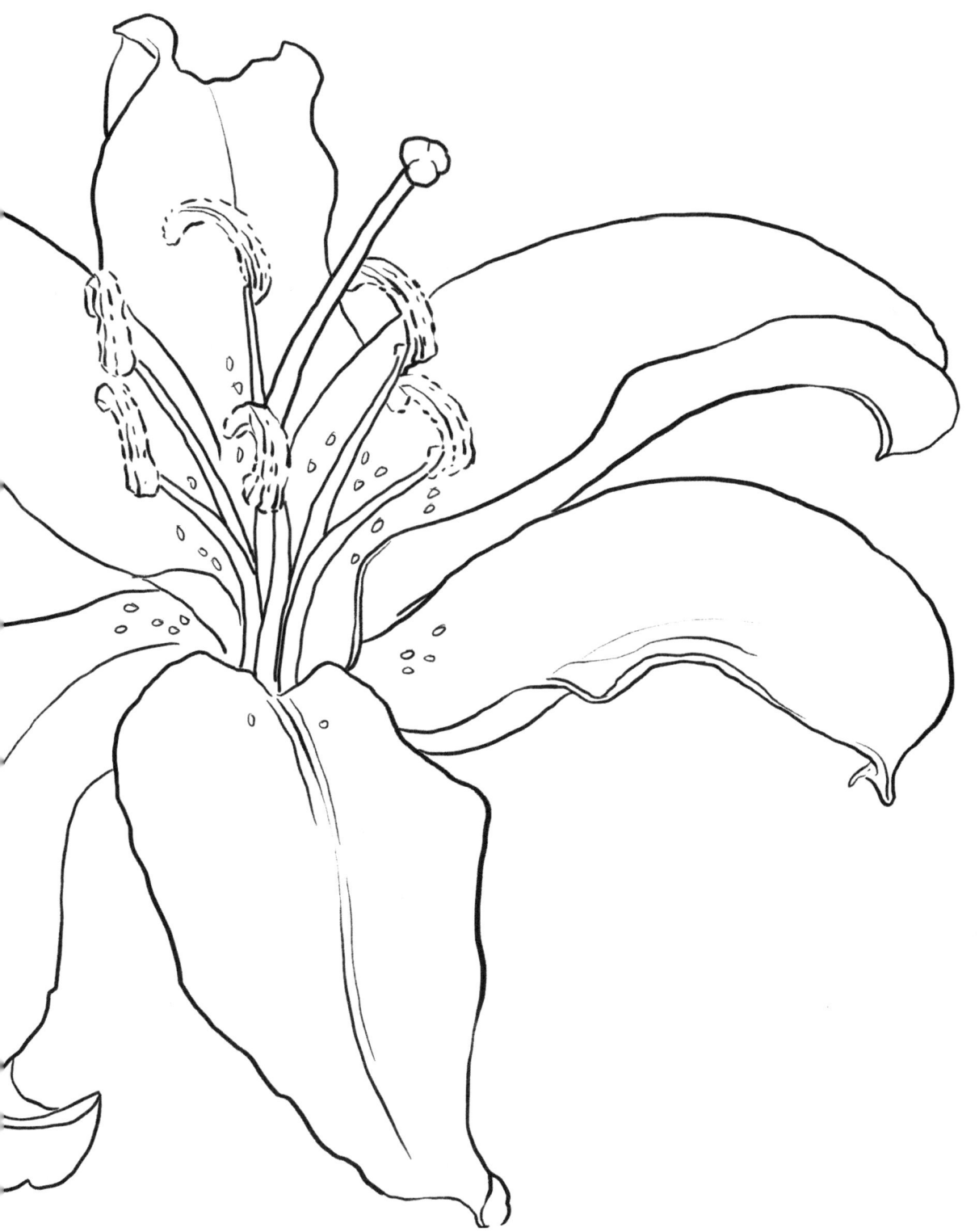

붓꽃

건조한 날씨에 잘 자란다. 잎은 칼처럼 길쭉하고,
초여름에 푸른빛이 도는 자주색 꽃이 줄기 끝에 핀다.

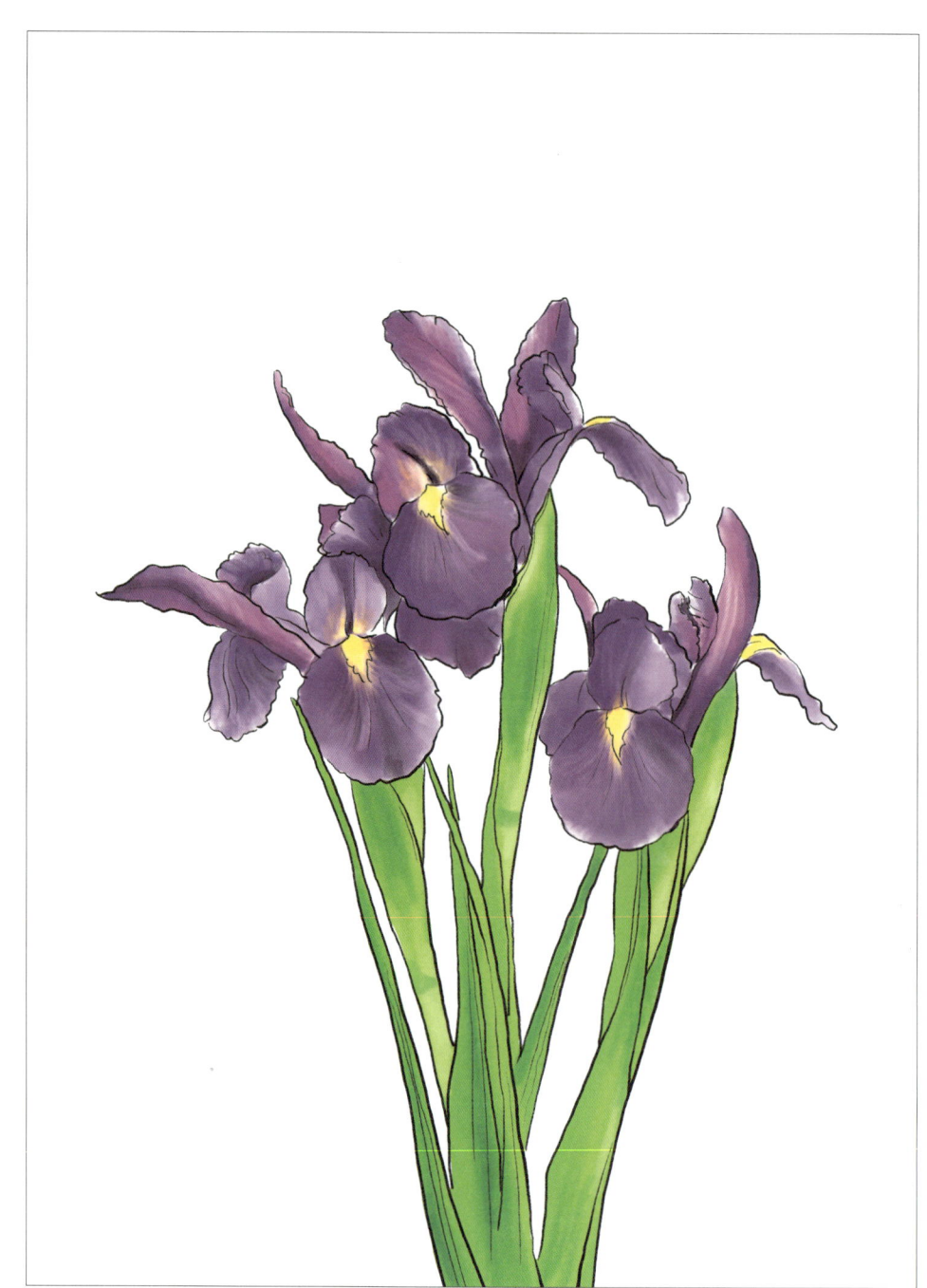

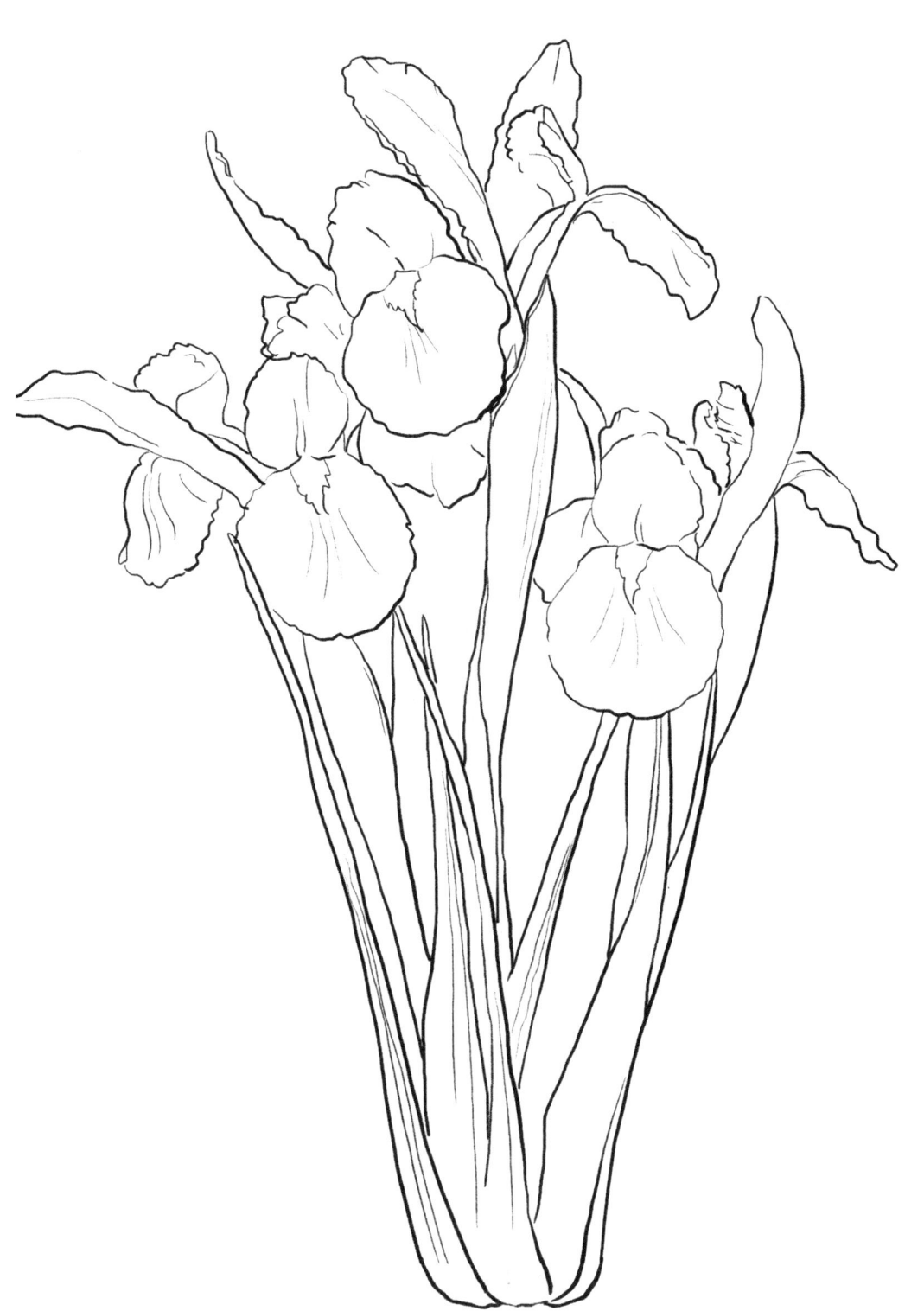

은방울꽃

한국, 중국, 일본에 주로 분포하는 백합과의 여러해살이풀.
6월경 희고 작은 꽃이 핀다. 약이나 향수의 원료로도 사용된다.

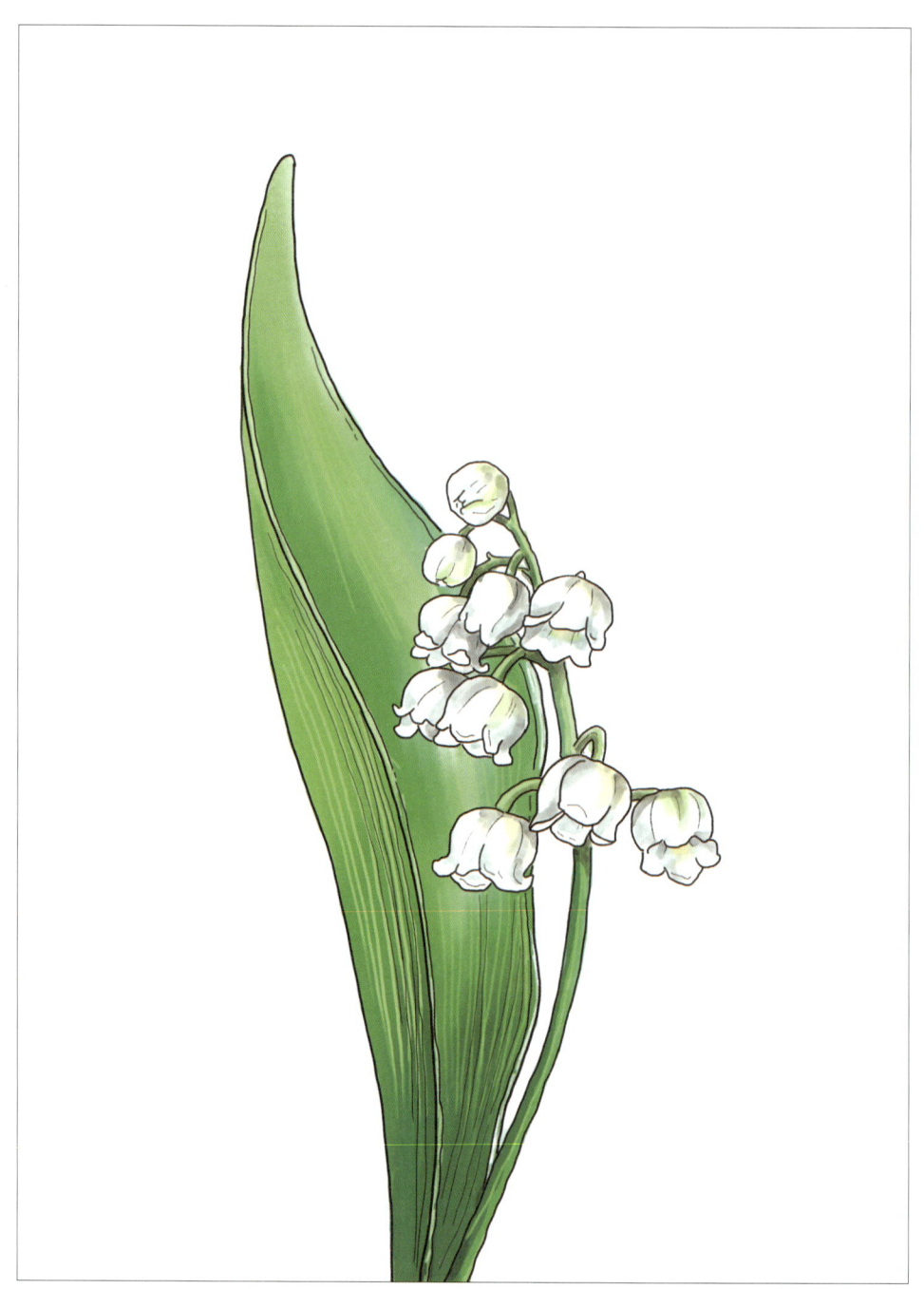

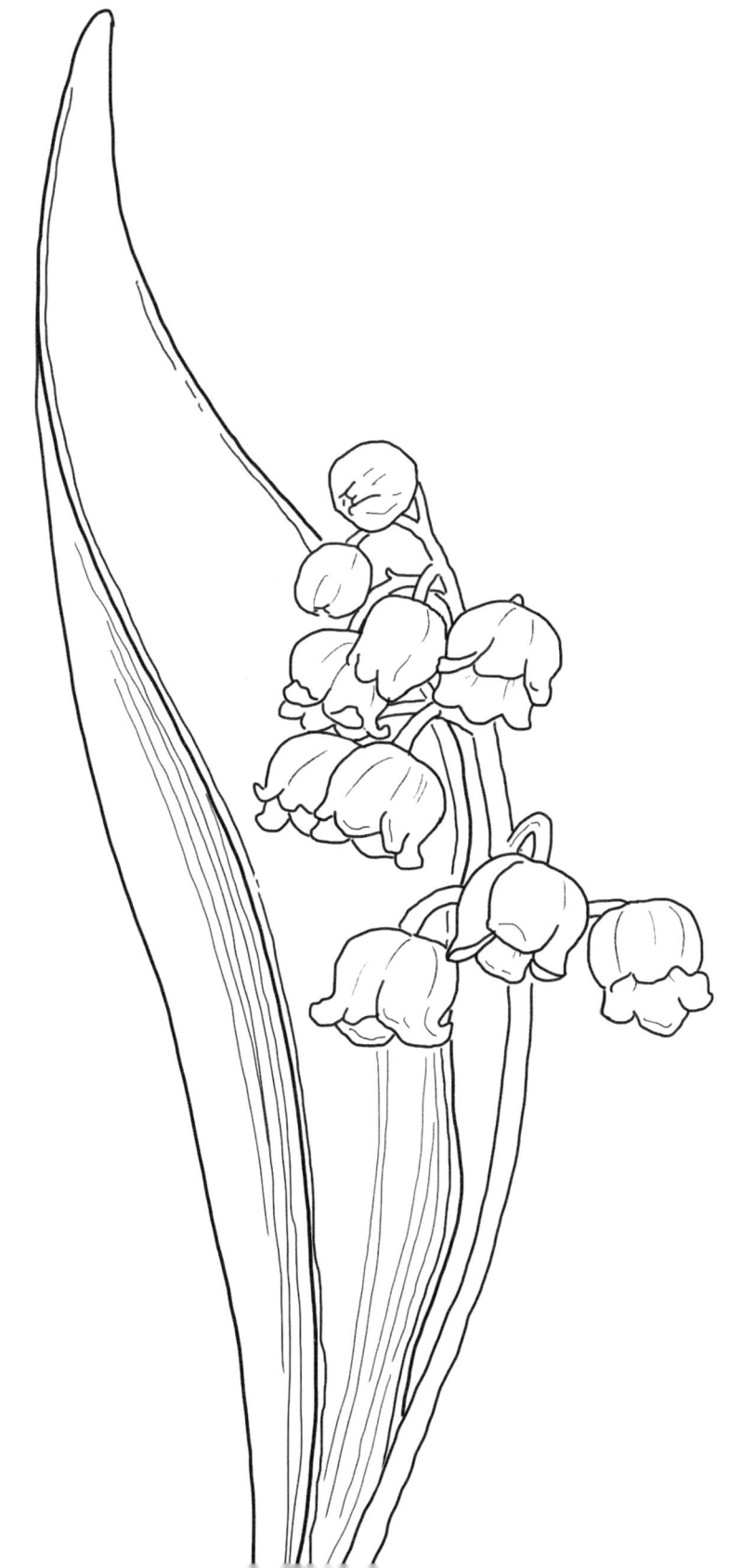

복수초

숲 속에서 자라는 다년생 식물이다.
줄기마다 노란색 꽃이 한송이씩 달린다. 뿌리는 약으로도 사용한다.

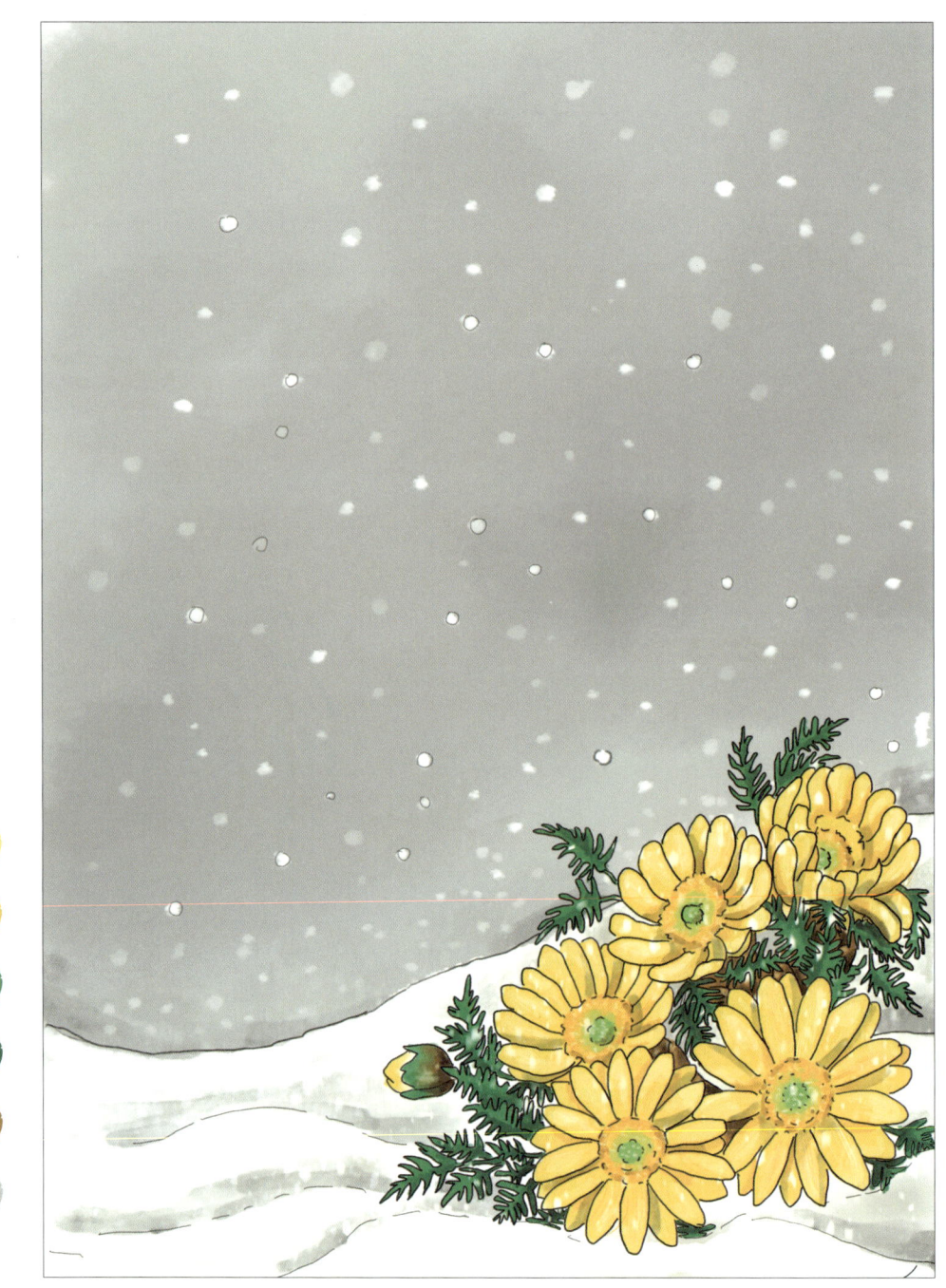

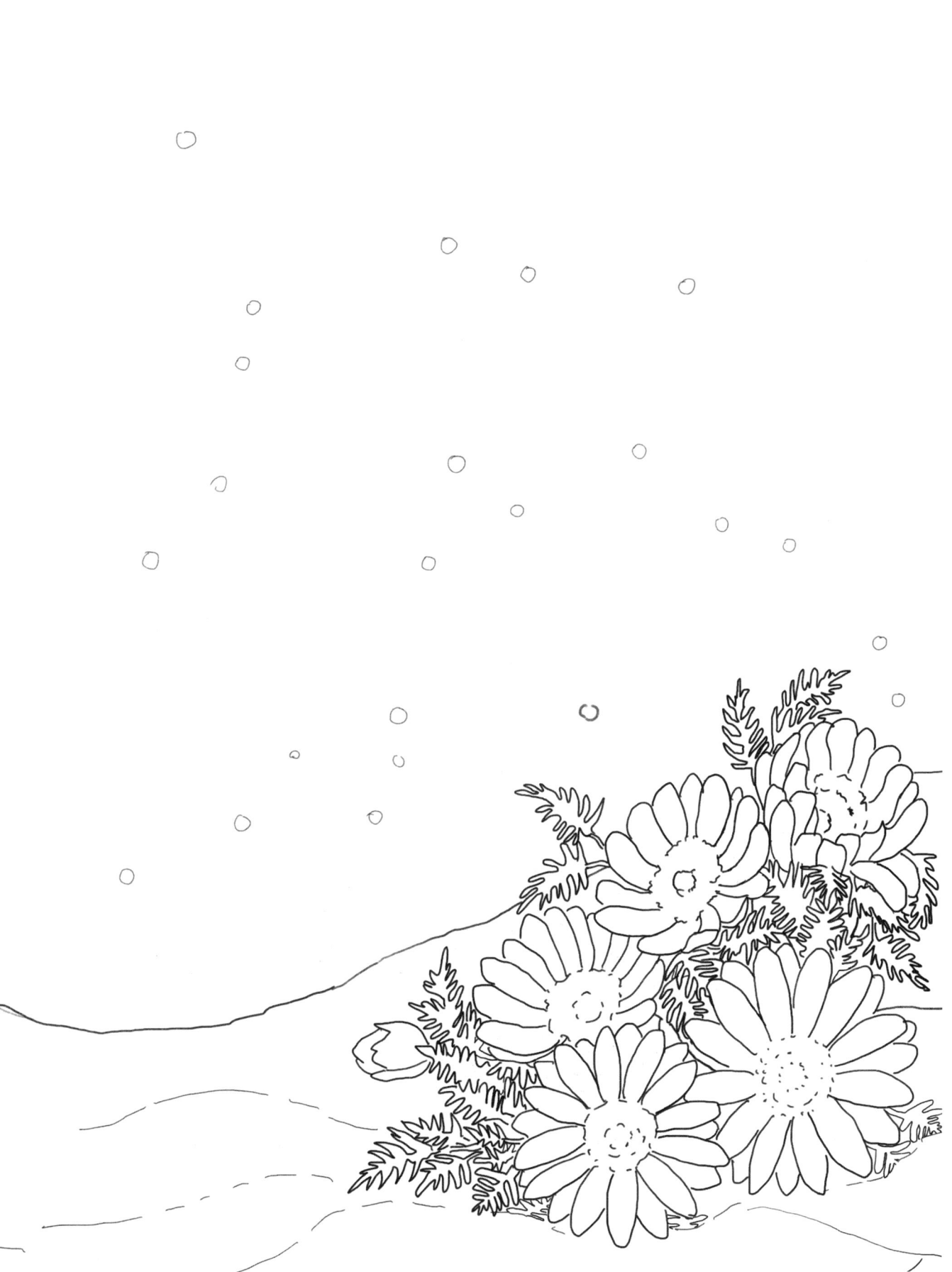

연꽃

연못이나 논에서 자라며 꽃은 7~8월에 붉은색이나 흰색으로 핀다.
잎과 열매는 약용으로도 쓰고, 뿌리는 식용한다.

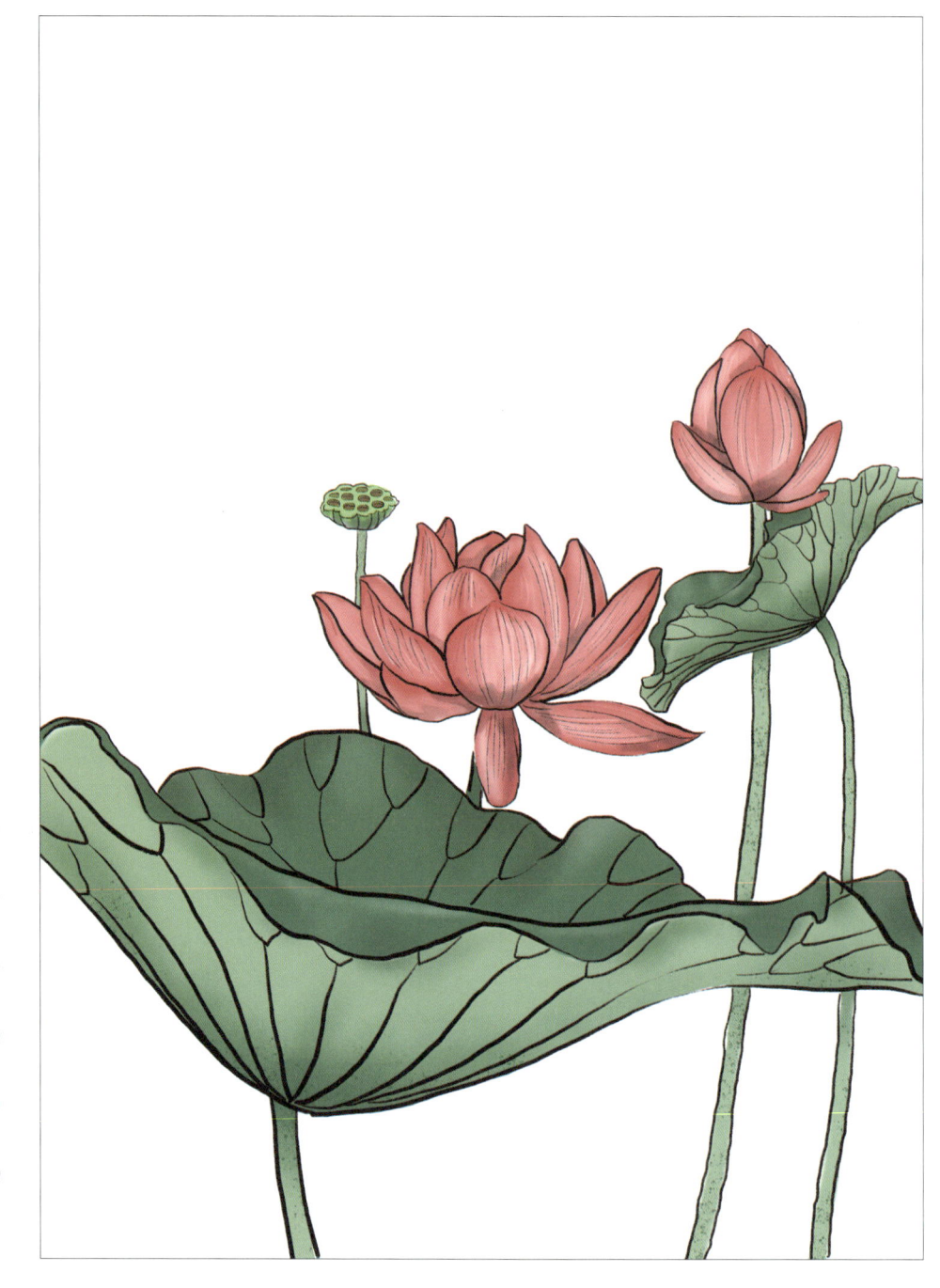

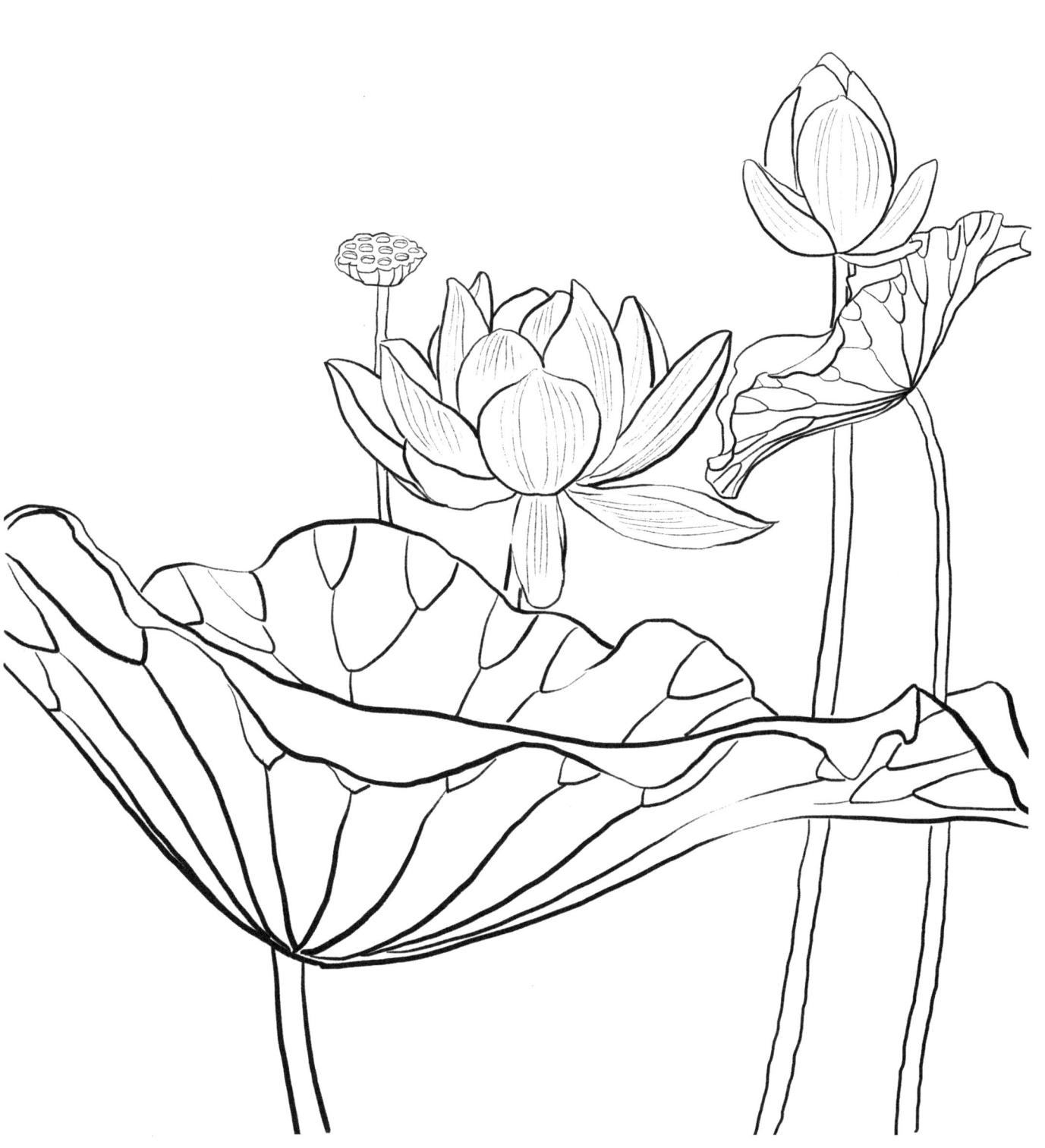

튤립

네덜란드의 국화. 원산지는 중앙아시아다.
4~5월에 꽃이 피고, 기르기가 수월해 관상용으로 사랑받는다.

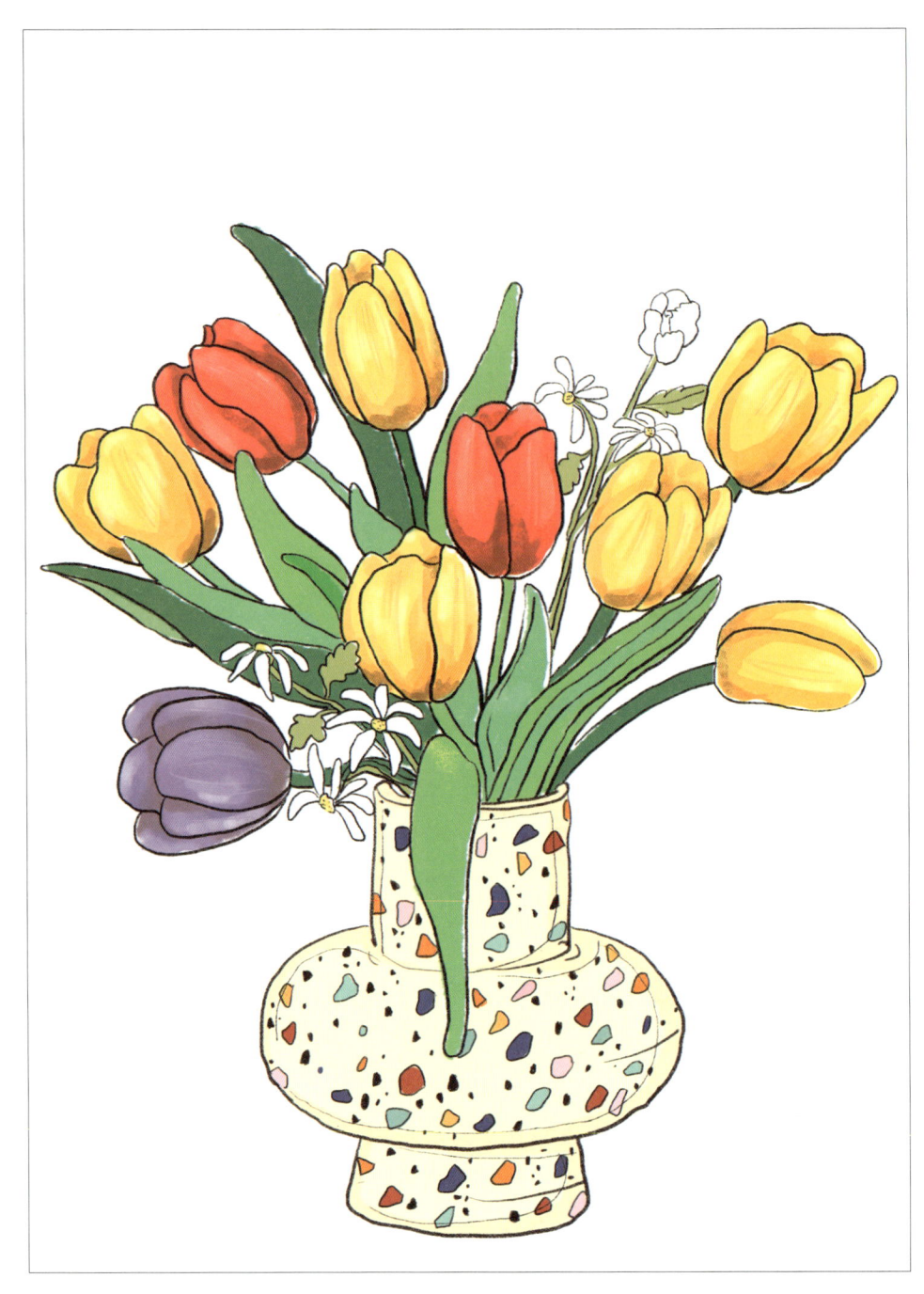

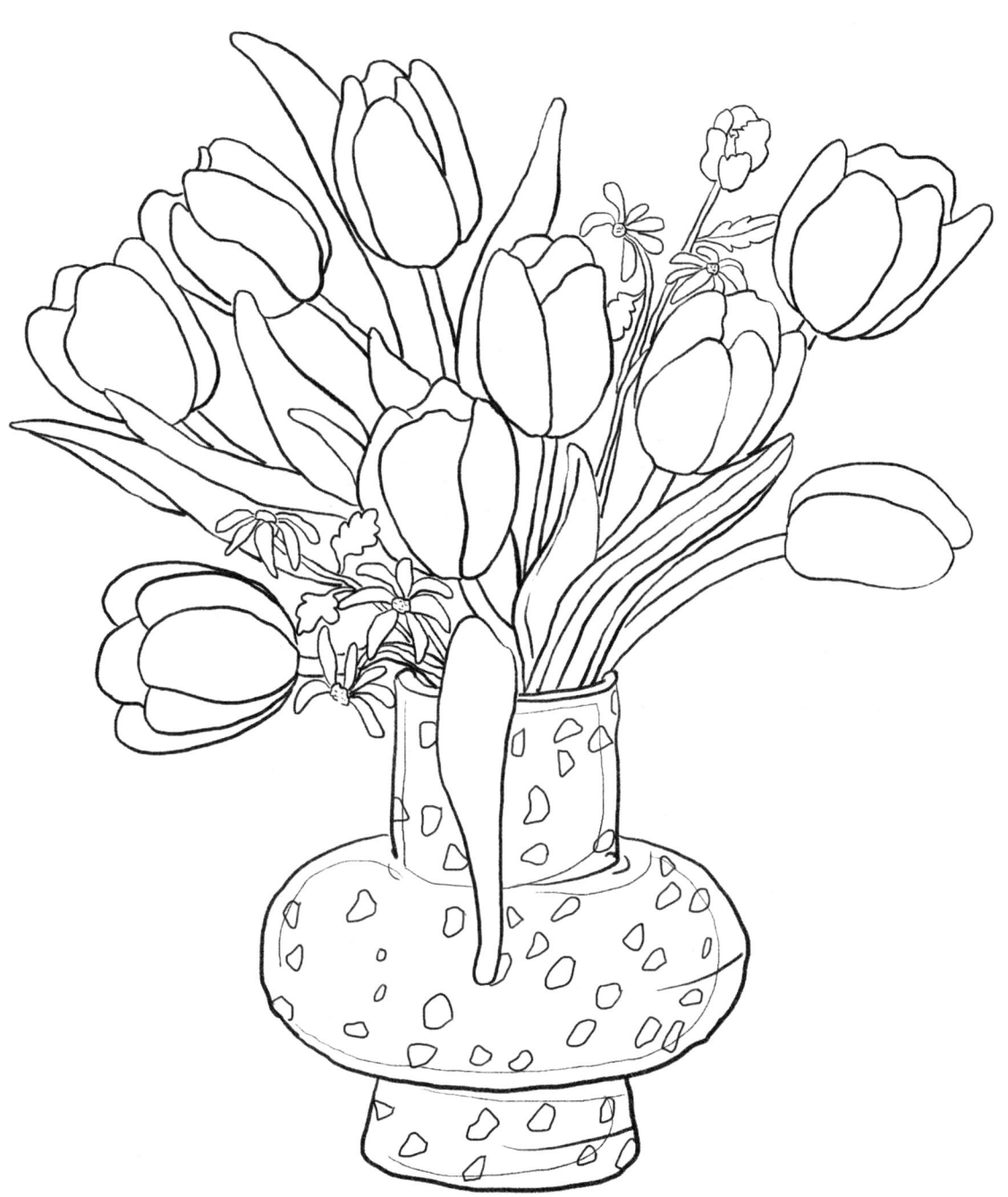

군자란

수선화과의 여러해살이풀.
깔때기 모양의 주황색 꽃이 줄기 끝에 한꺼번에 피는 것이 특징이다.

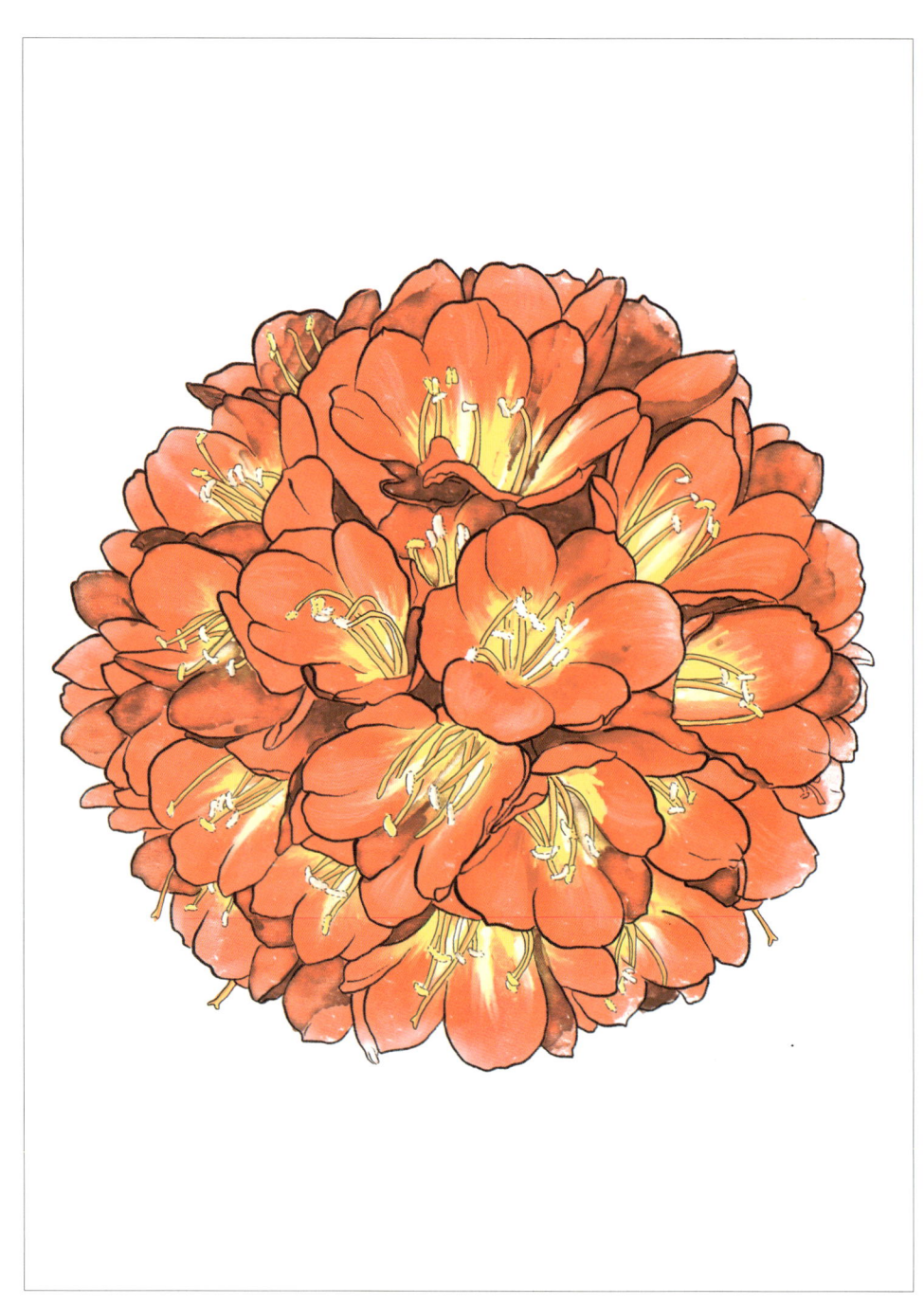

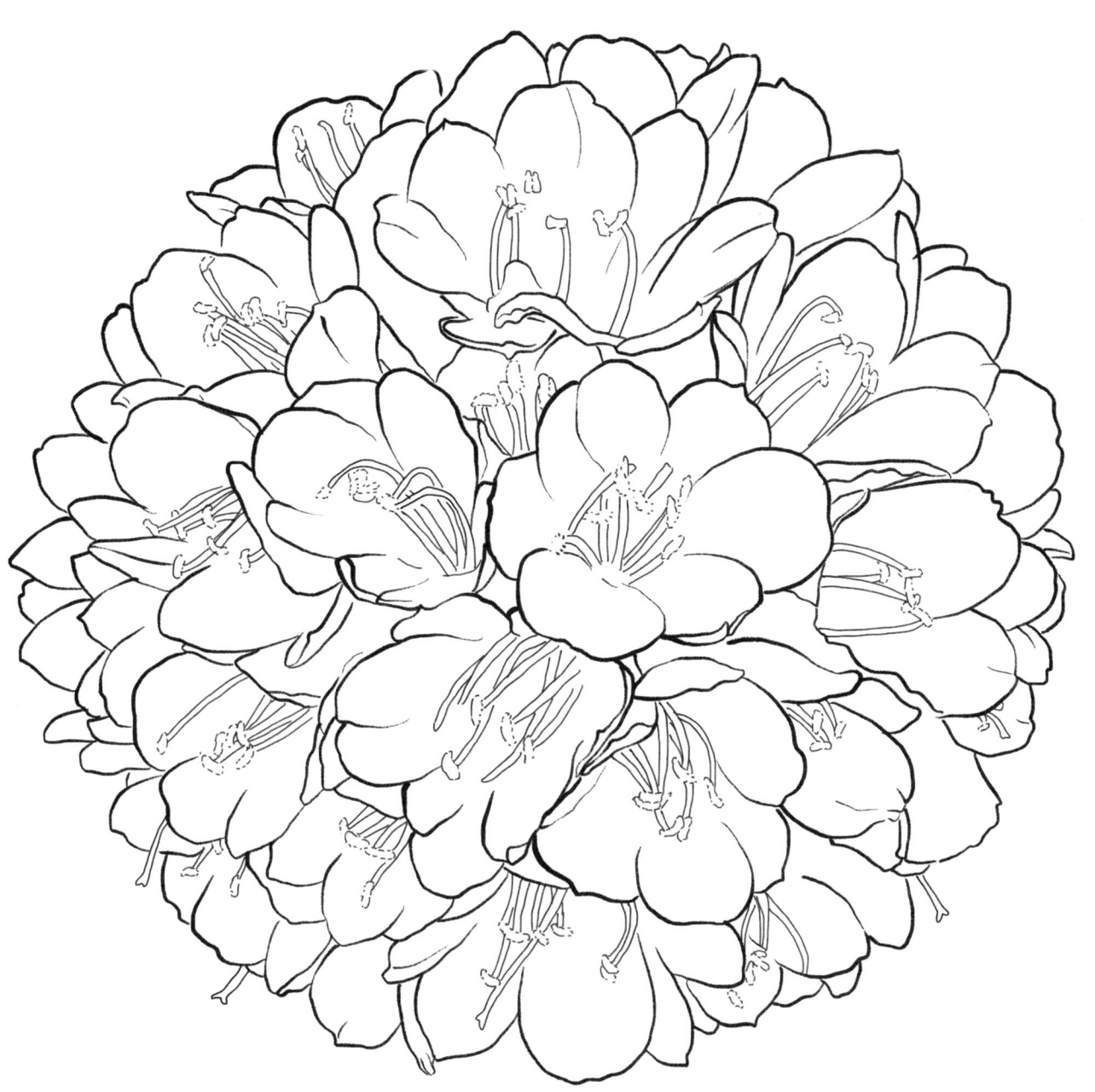

자목련

목련과의 교목으로 높이는 3미터 정도까지 자라고
3~4월에 종모양의 꽃이 핀다. 원산지는 중국이다.

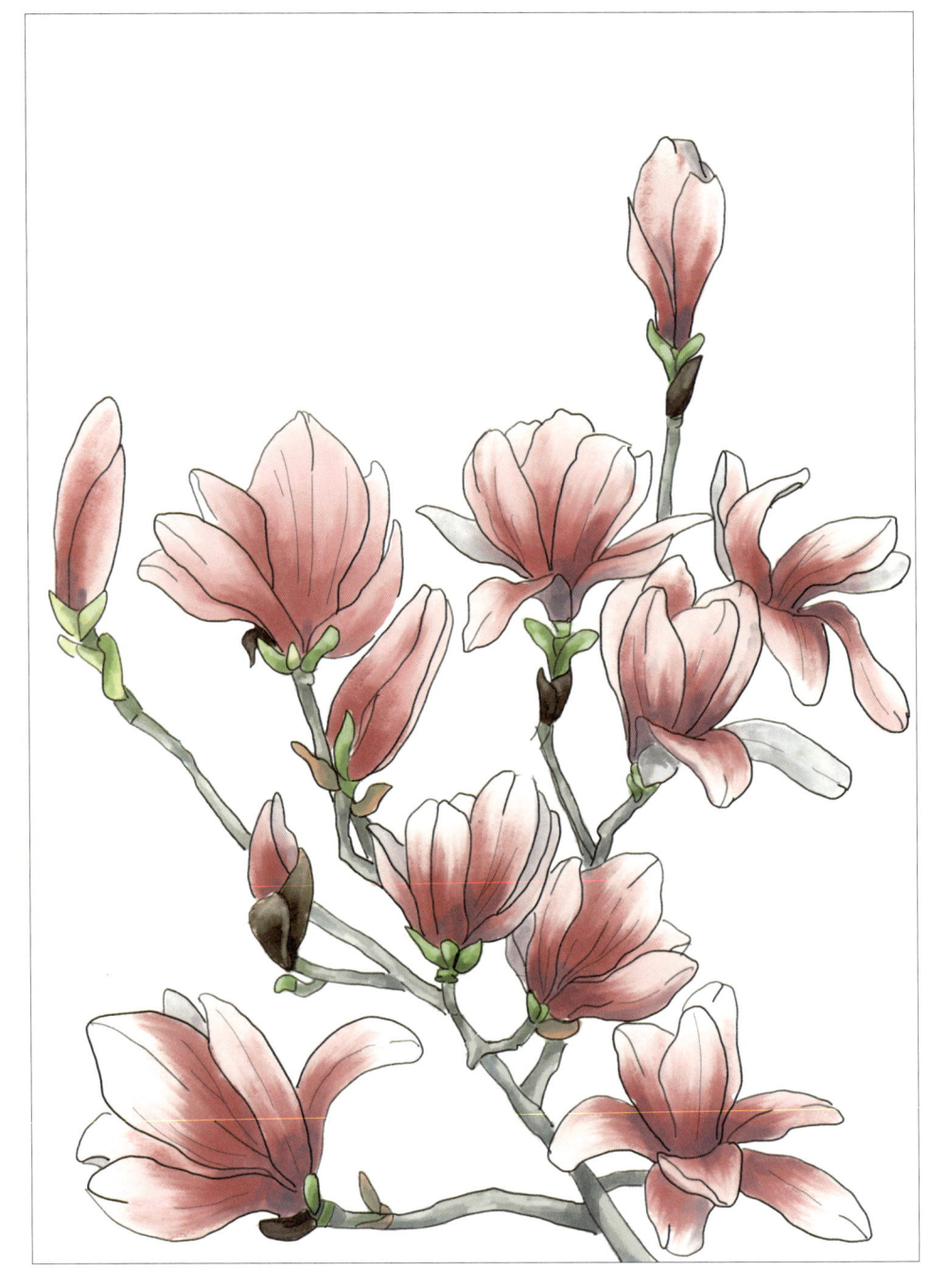

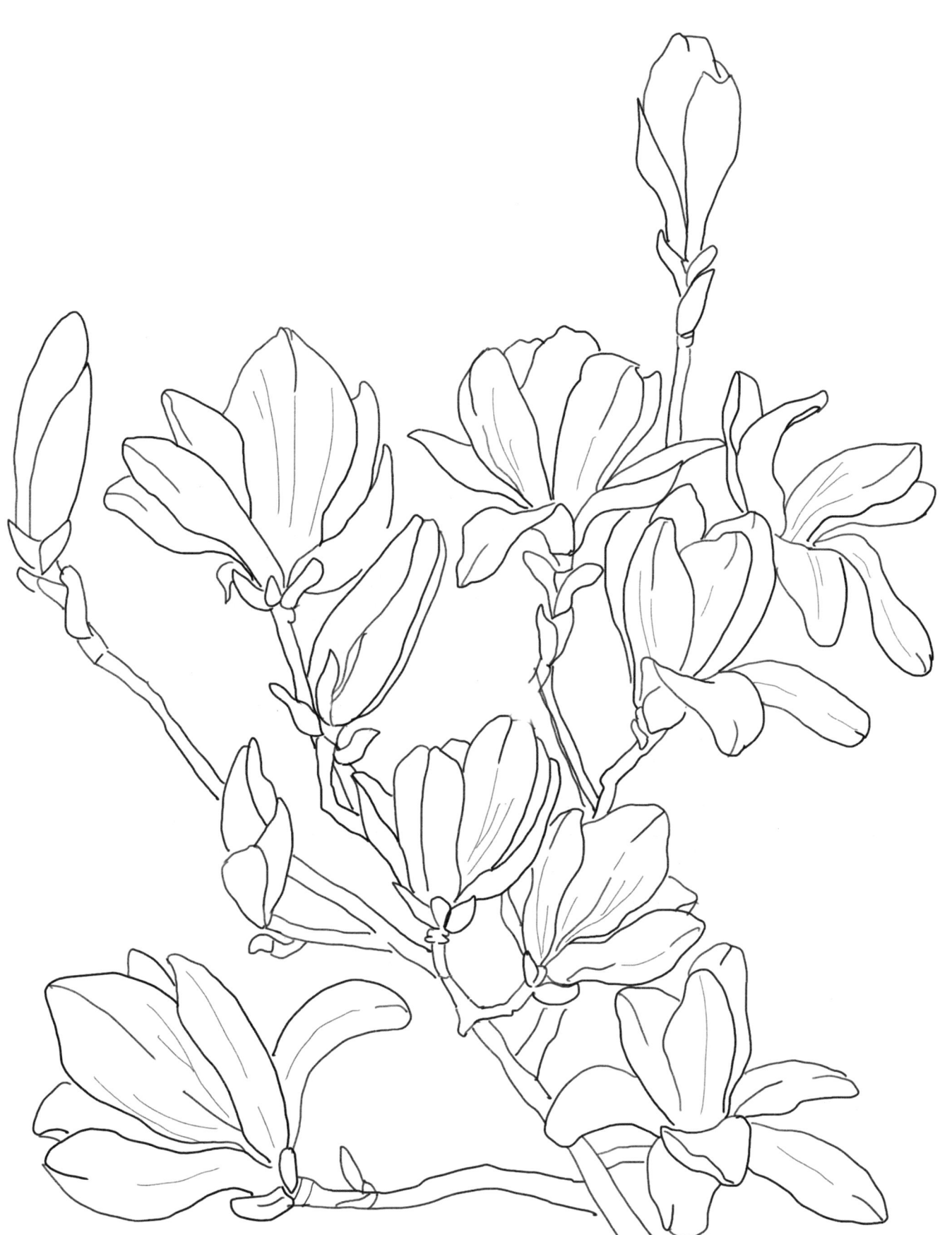

동백

우리나라의 남쪽 섬에서 많이 자란다. 겨울에도 붉은 색과 흰 색의 아름다운 꽃을 피우며, 향기가 없는 꽃으로 알려져 있다.

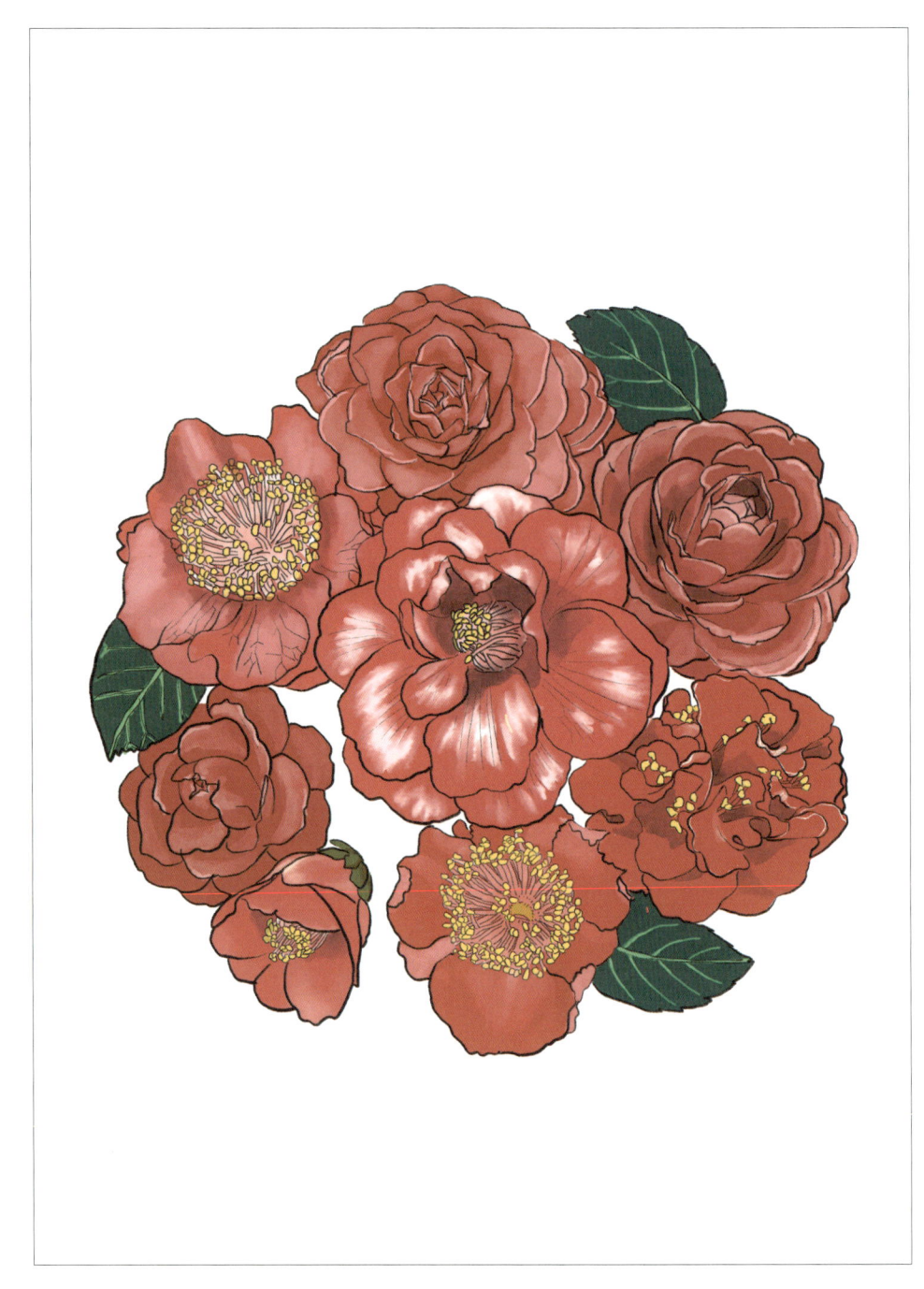

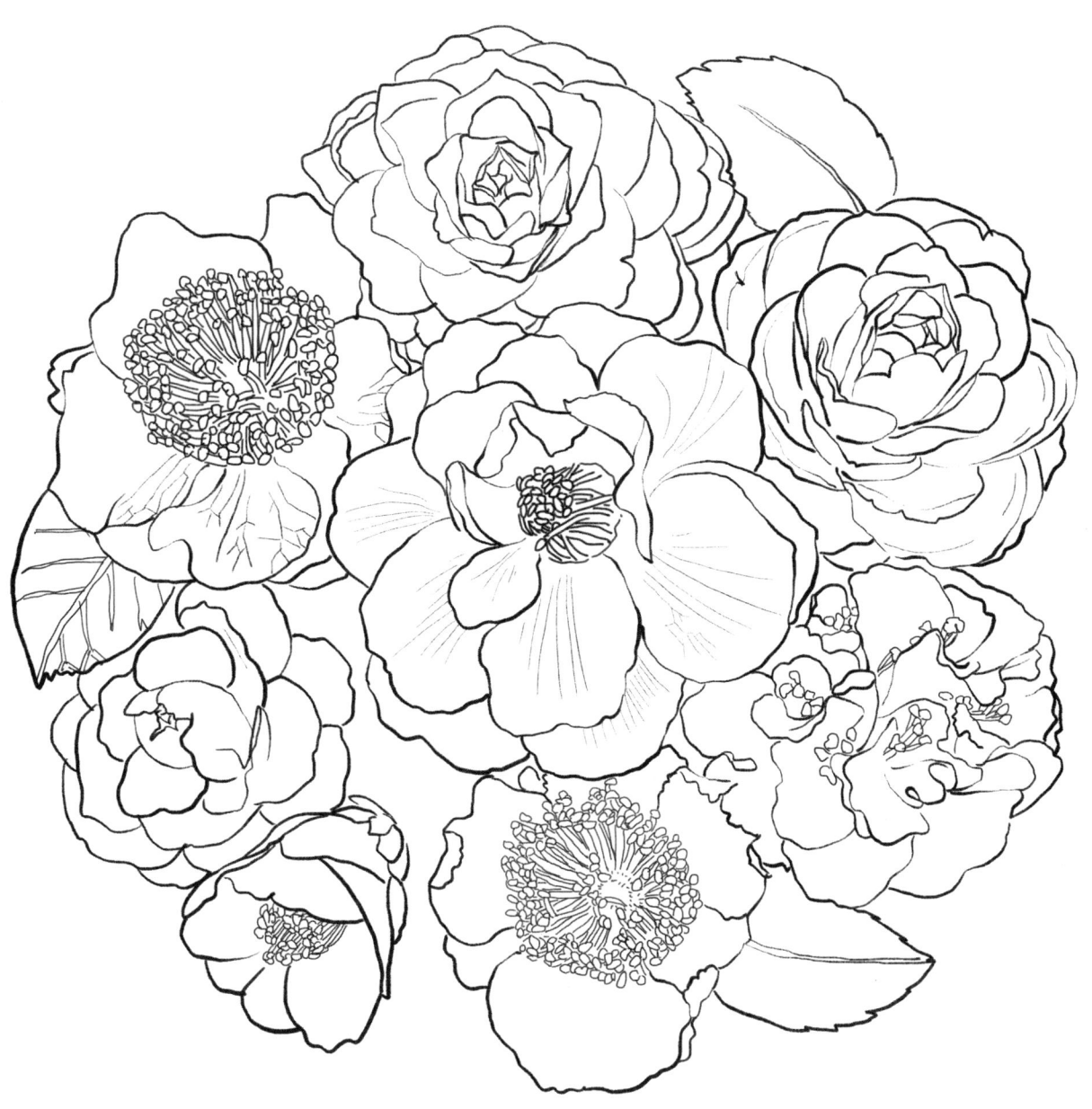

매리골드

국화과의 천수국속의 식물. 꽃은 초여름에서 가을까지 핀다.
원산지는 멕시코이며 관상용으로 많이 재배한다.

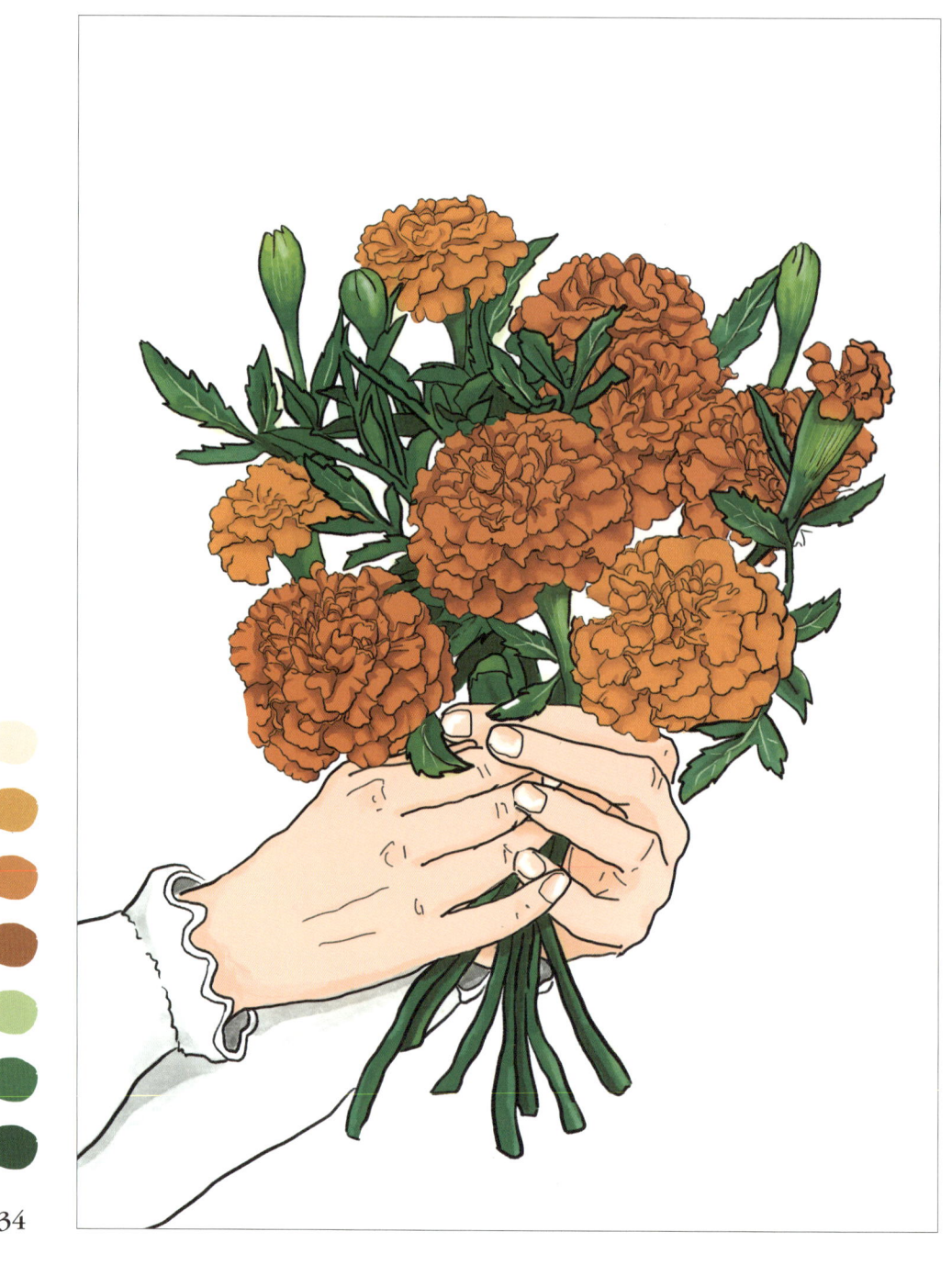

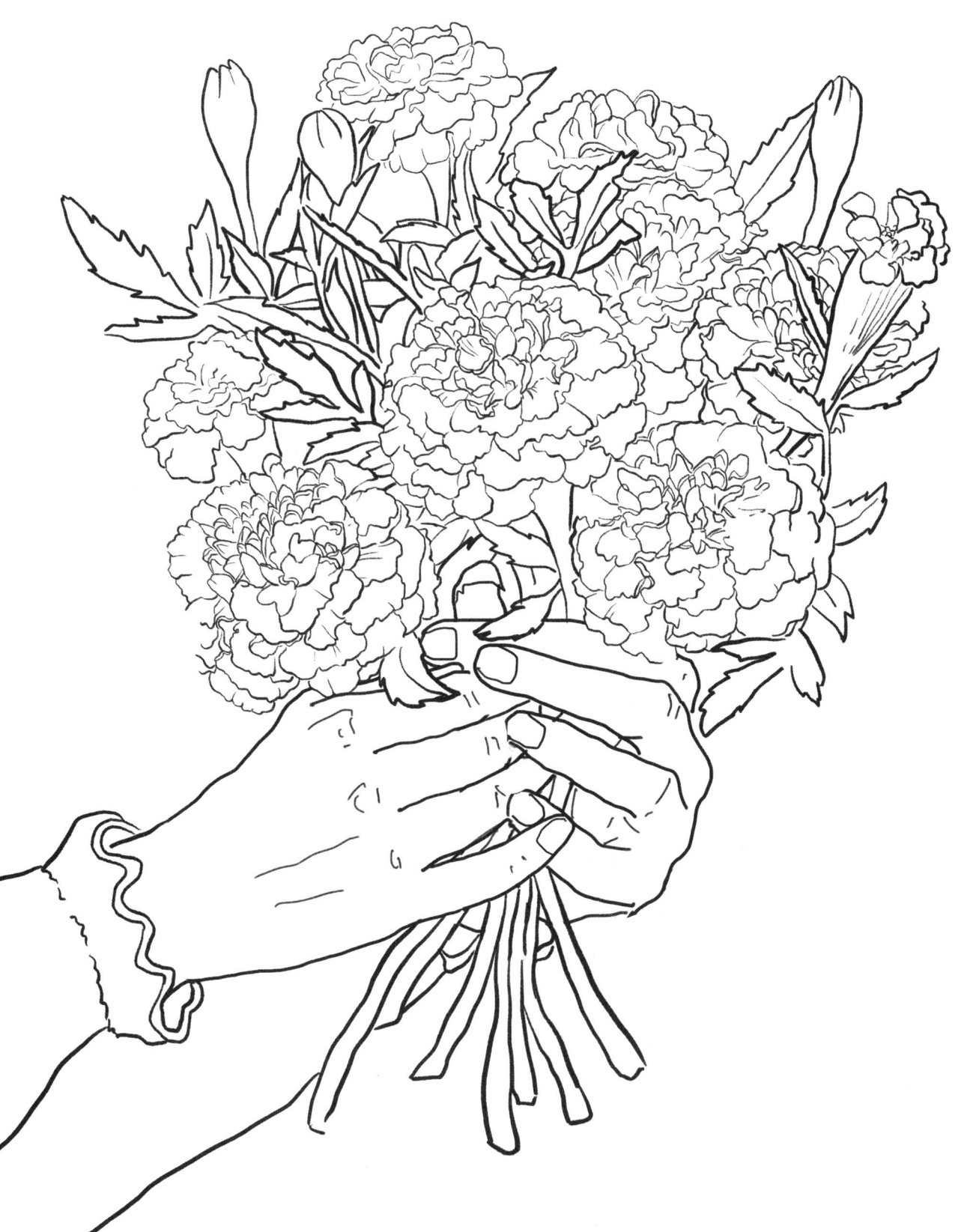

금낭화

양귀비과의 여러해살이풀. 산지의 돌밭이나 계곡에서 자란다.
5~9월에 담홍색의 꽃이 주머니 모양으로 줄기 끝에 핀다.

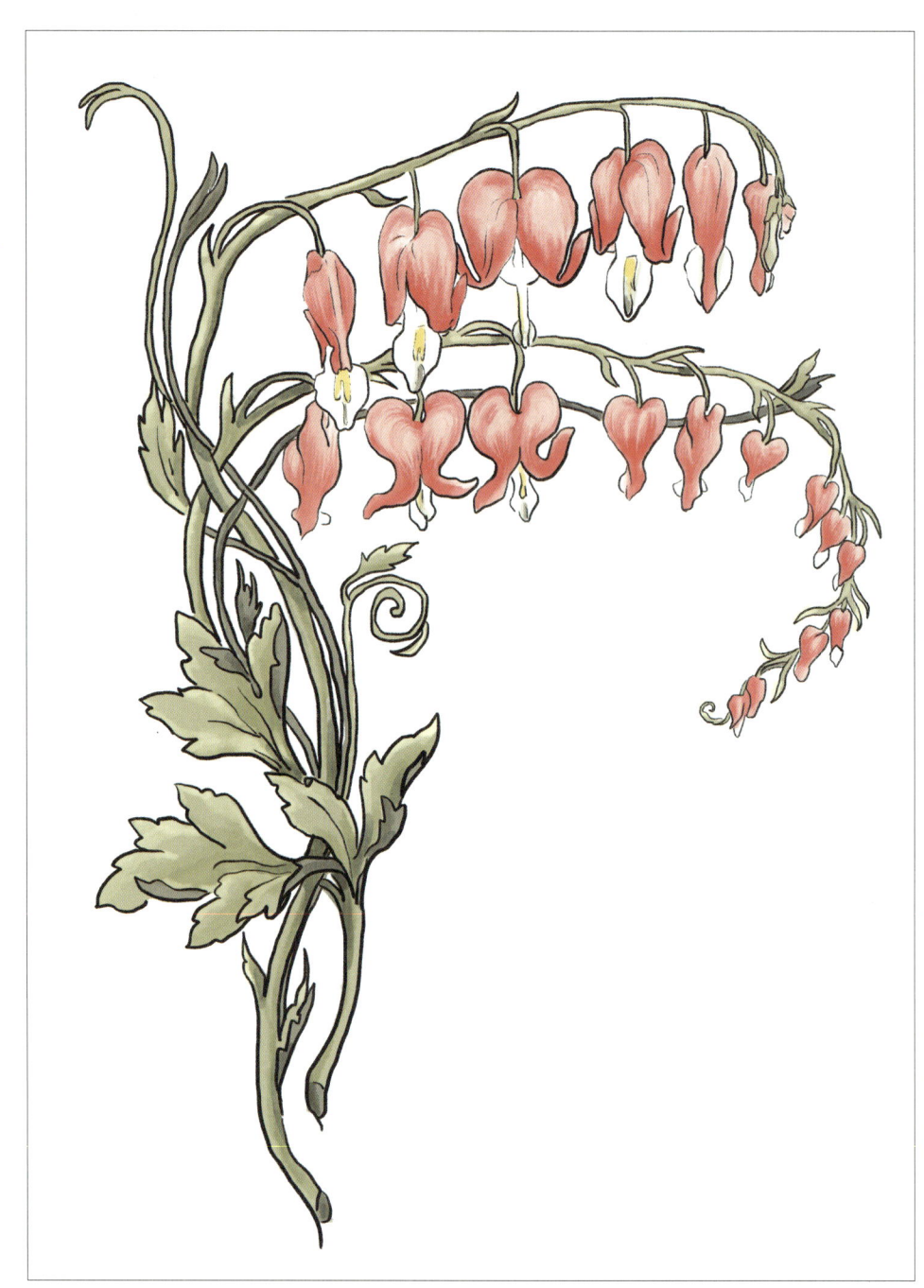

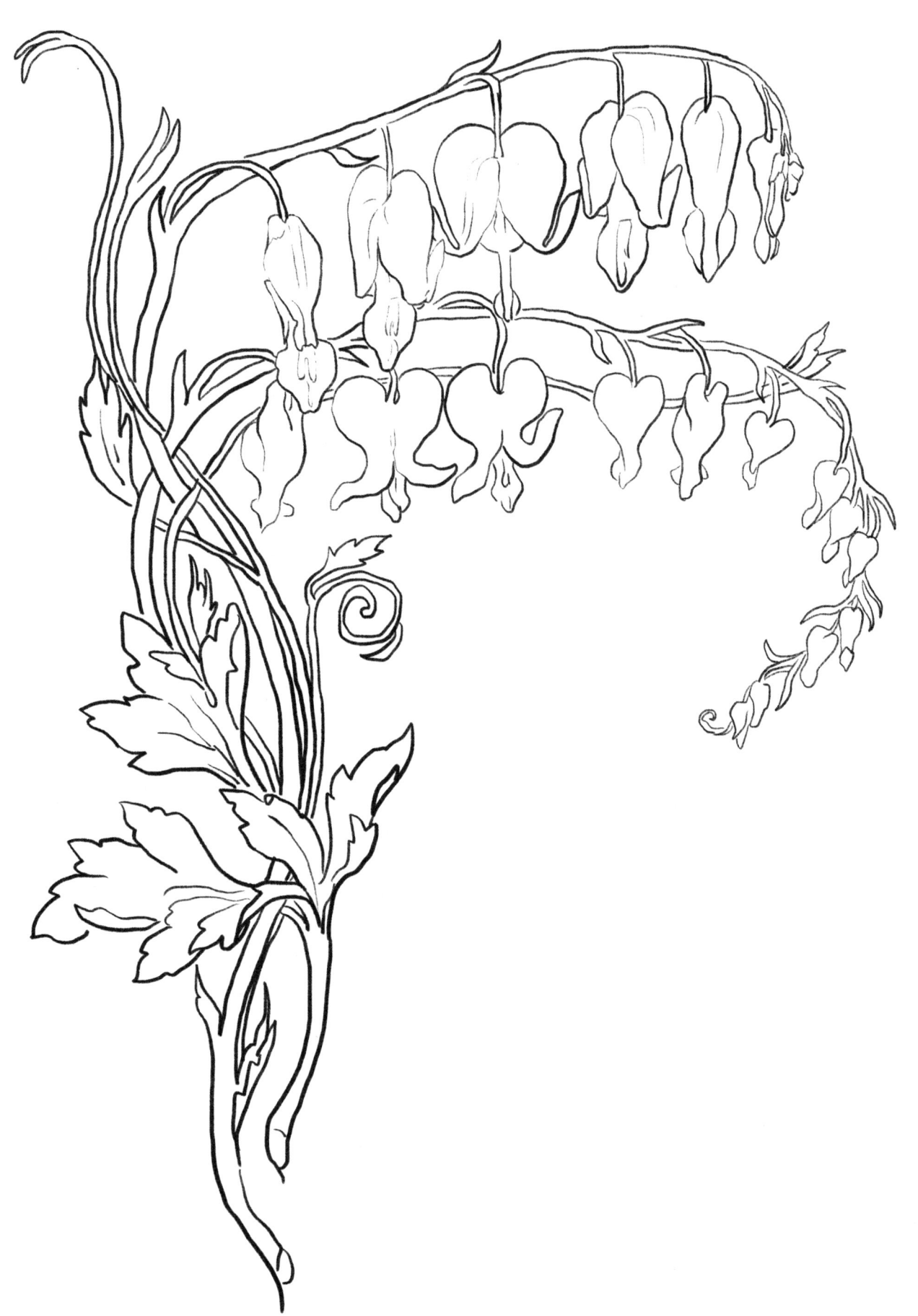

수선화

백합목 수선화과의 여러해살이풀. 늦가을에 잎이 자라기 시작해, 12~3월에 꽃이 핀다. 원산지는 지중해 연안이다.

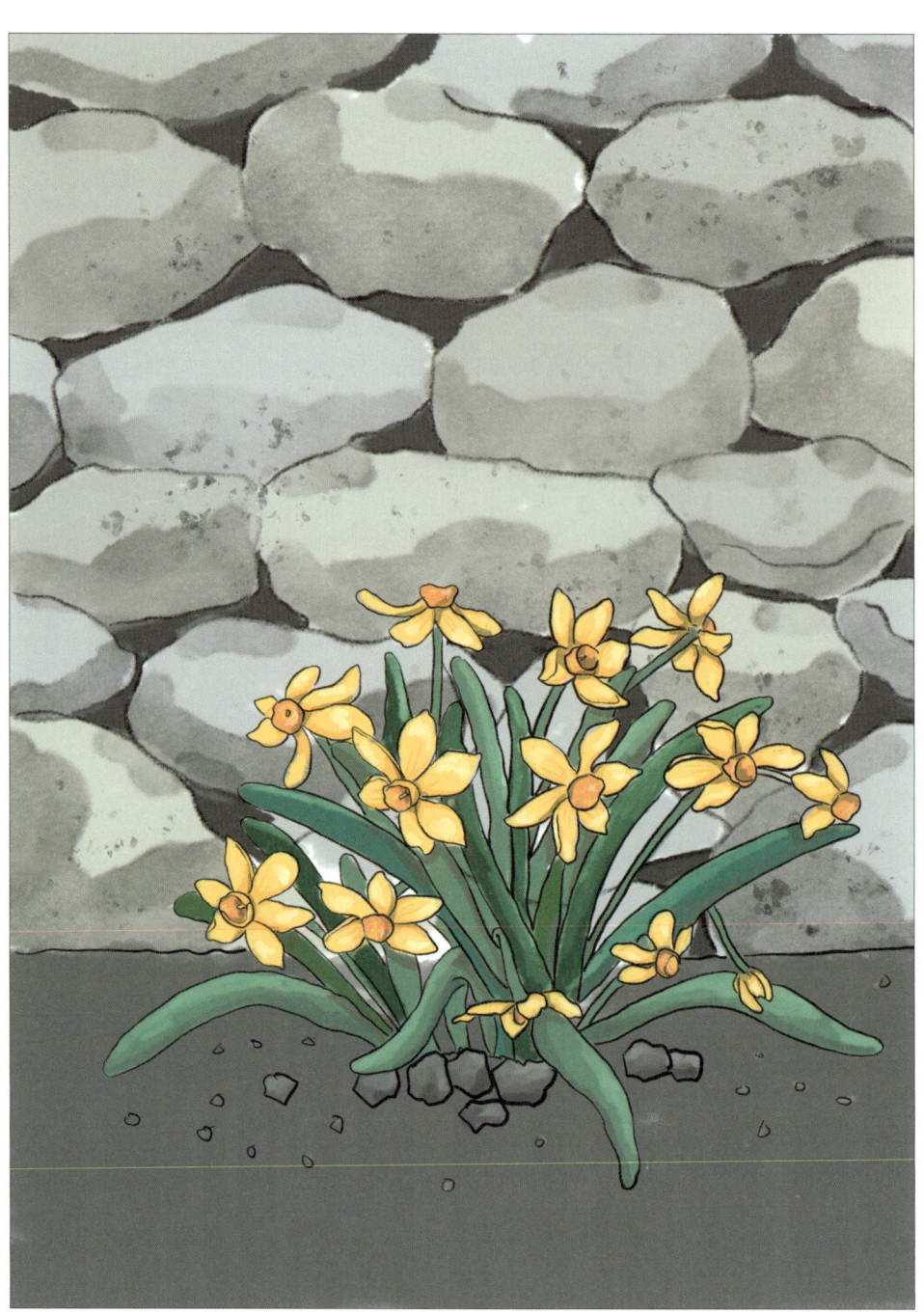

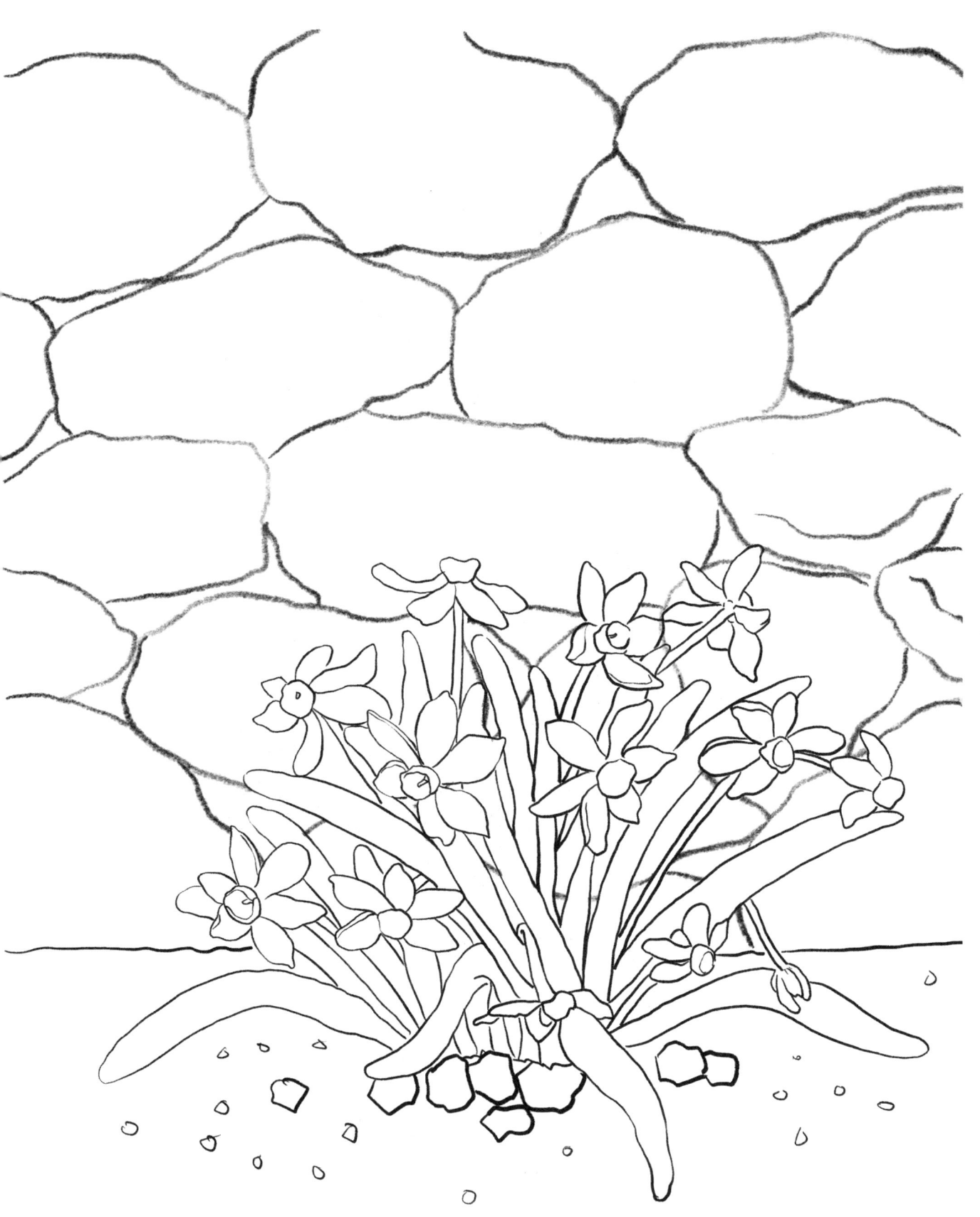

몬스테라

시원하고 이국적인 모양의 잎을 가진 여러해살이 덩굴성 식물.
실내 공간을 가꾸는 대표적 인테리어 식물이다.

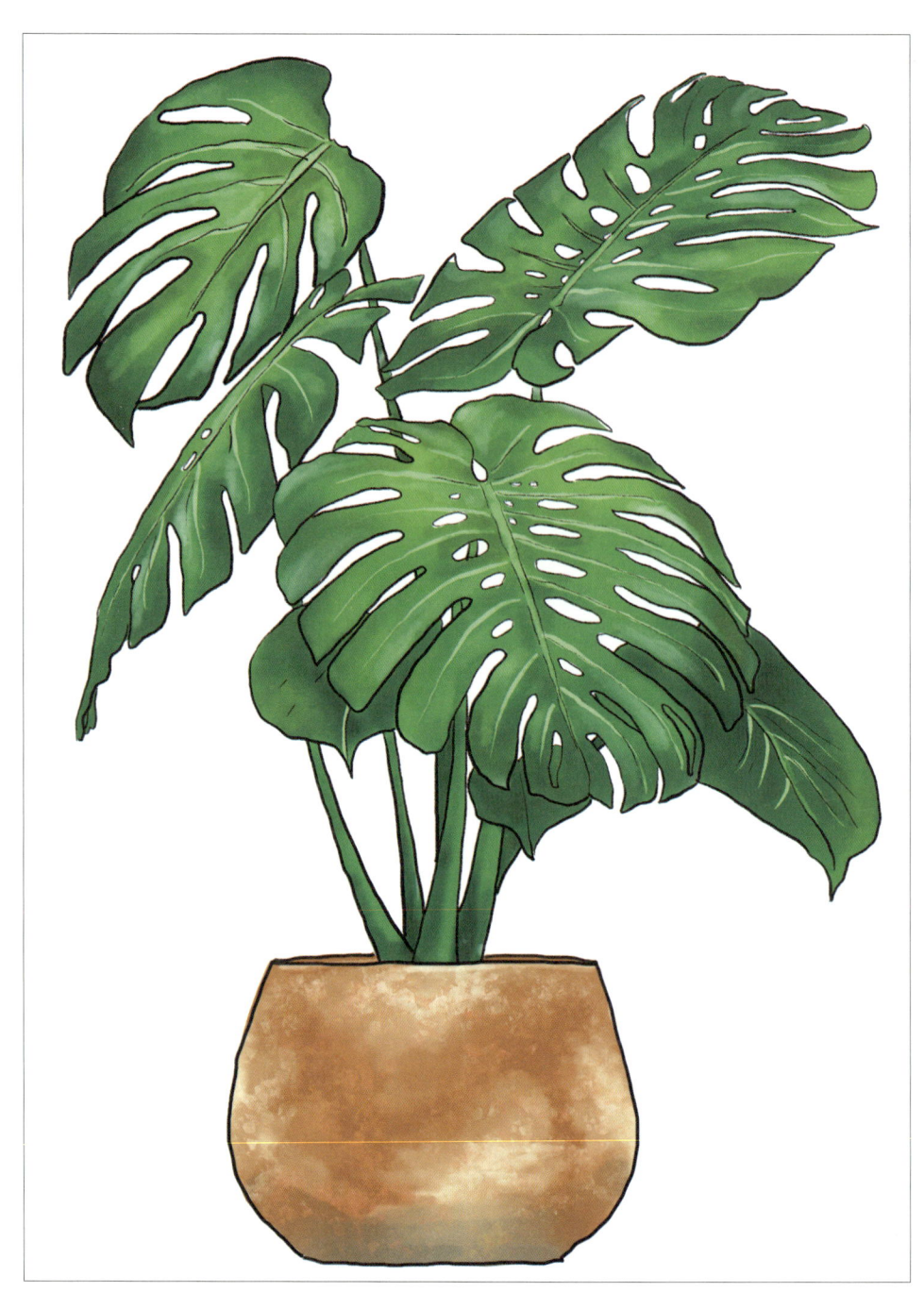

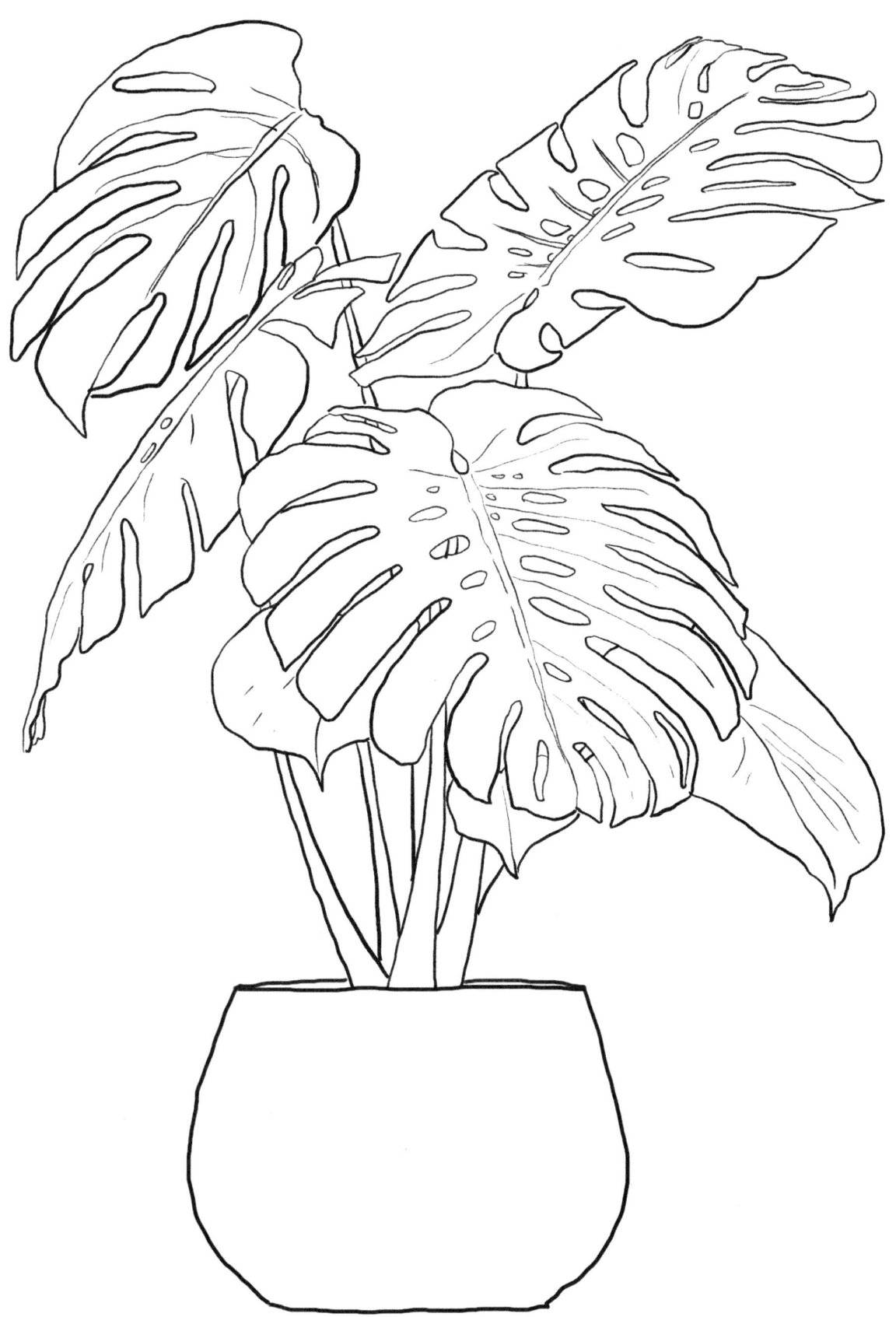

코스모스

원산지는 멕시코이며. 돌봐주지 않아도 잘 자라고,
모양이 소박하고 예뻐서 코스모스 축제가 열릴 정도로 사랑받는다.

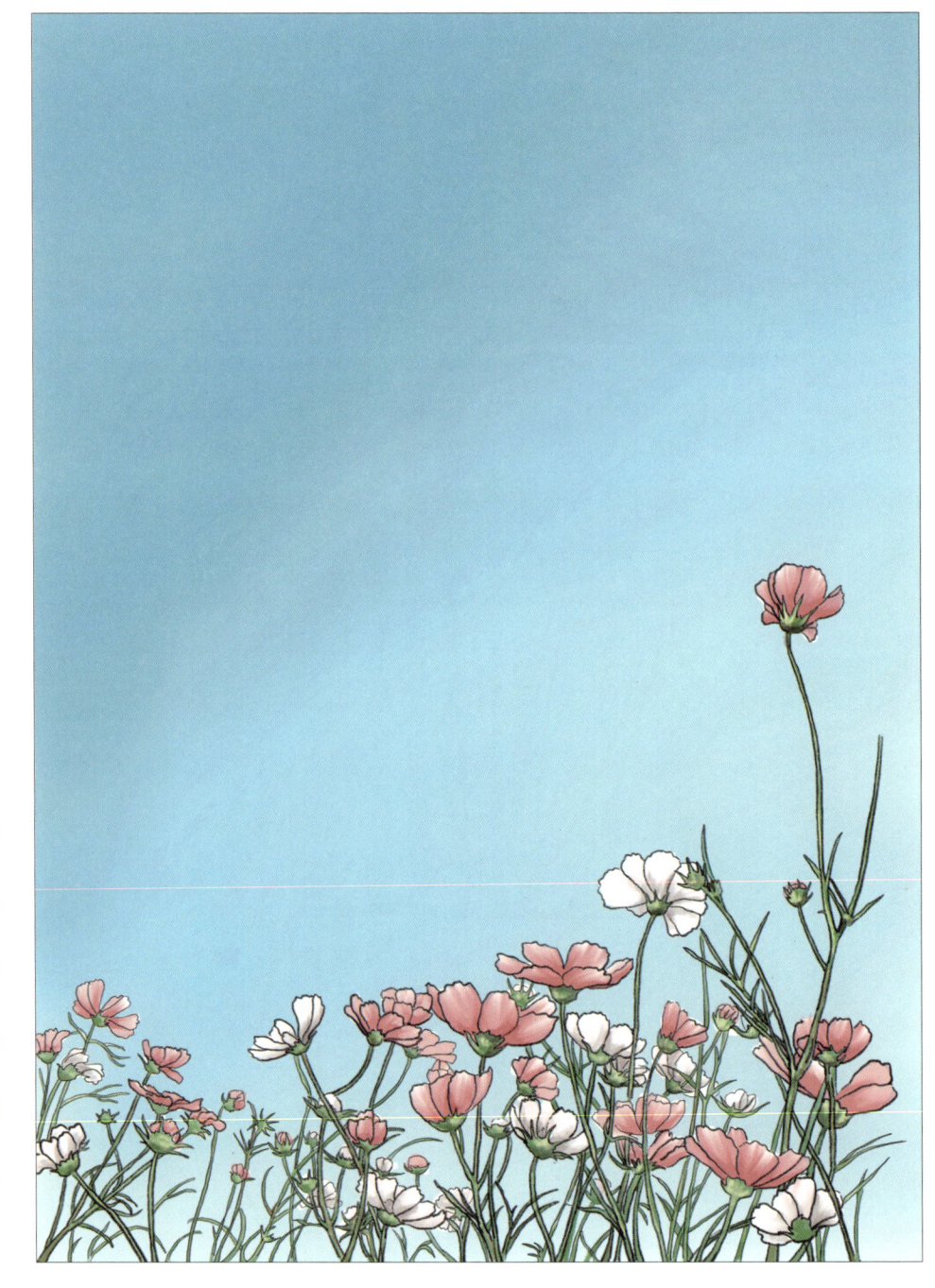

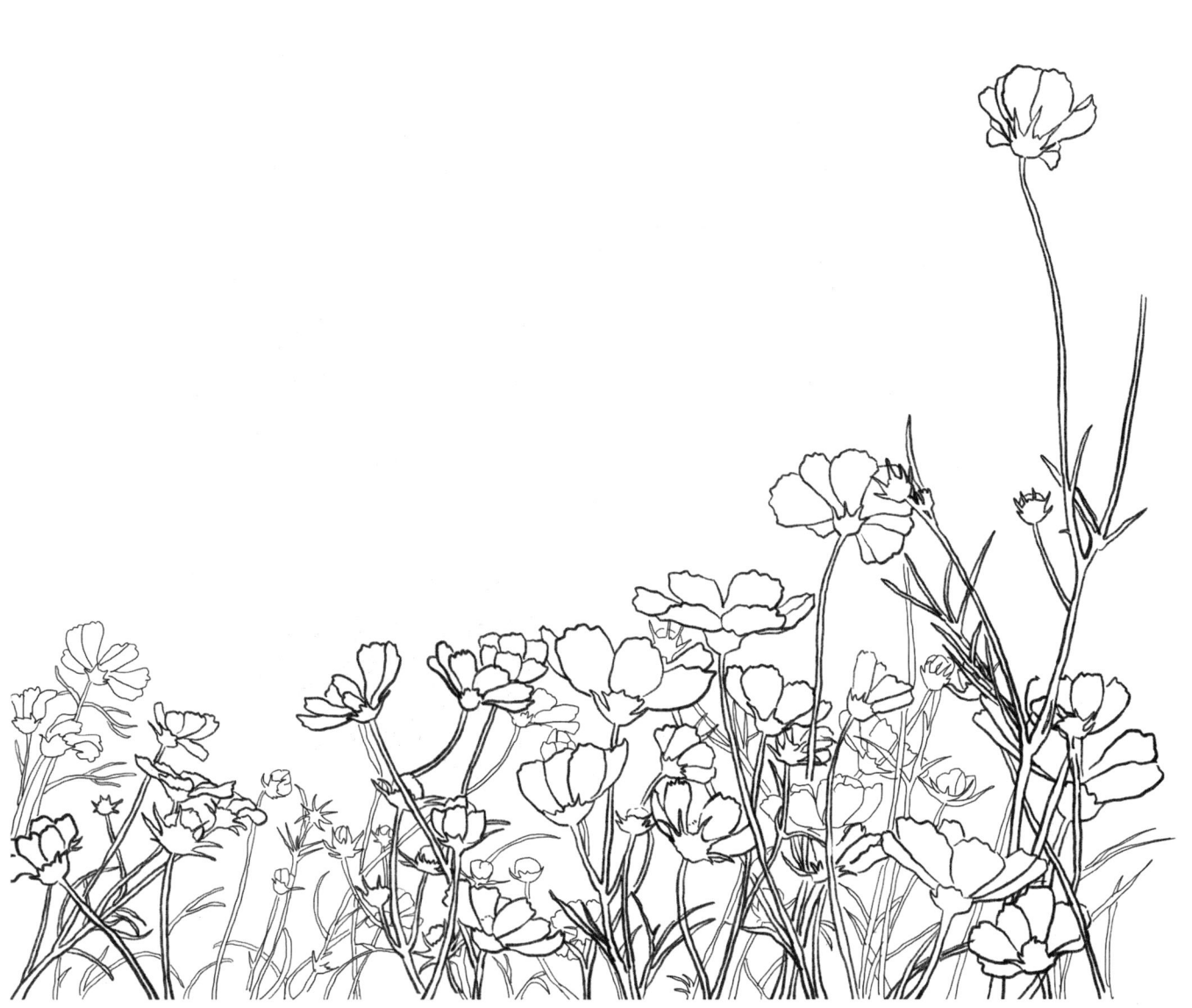

나리꽃

야생에서도 잘 자라고, 관상용으로 재배하기도 한다.
꽃잎에 검붉은 점이 빽빽한 것이 특징으로, 줄기는 약재로도 쓰인다.

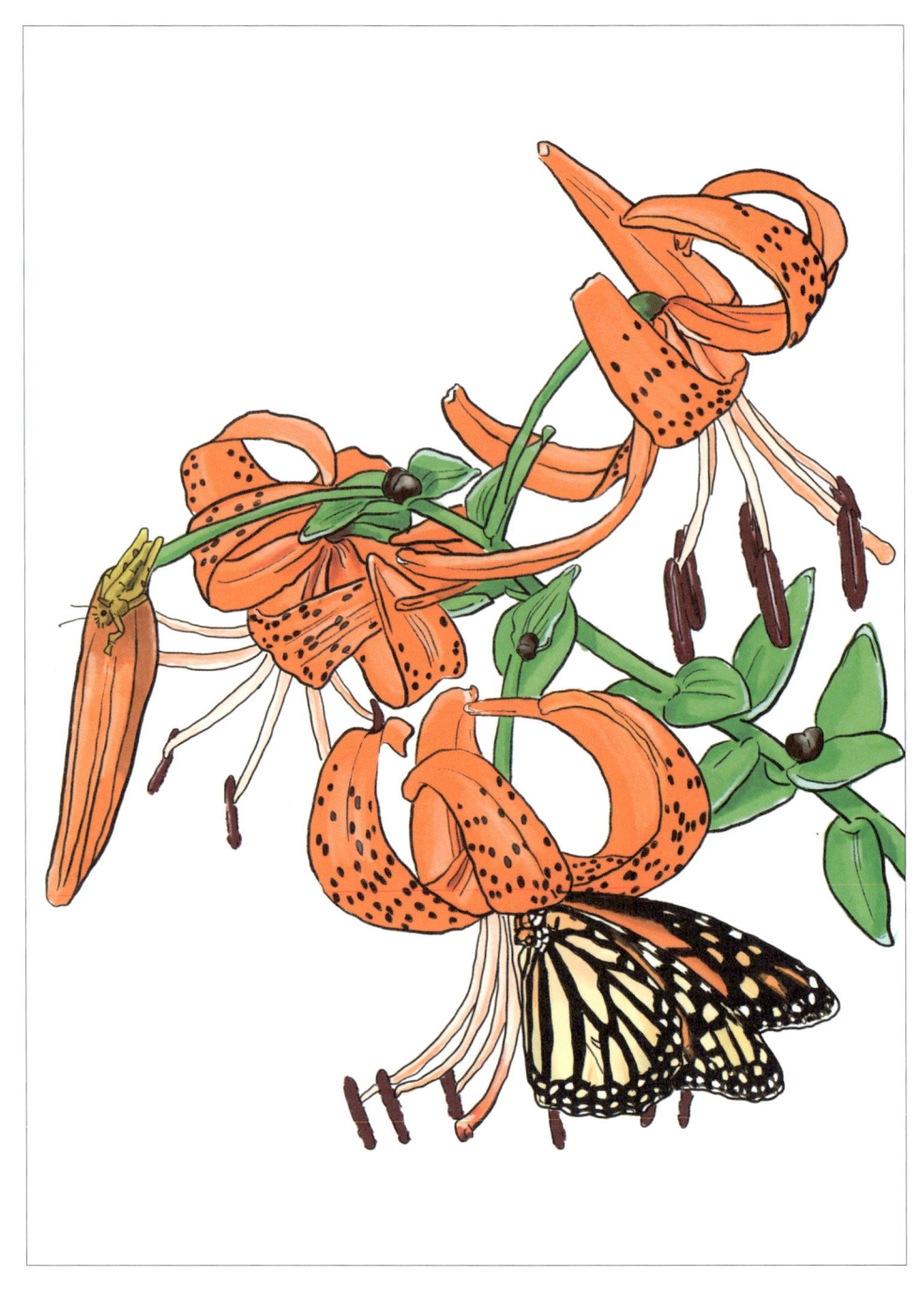

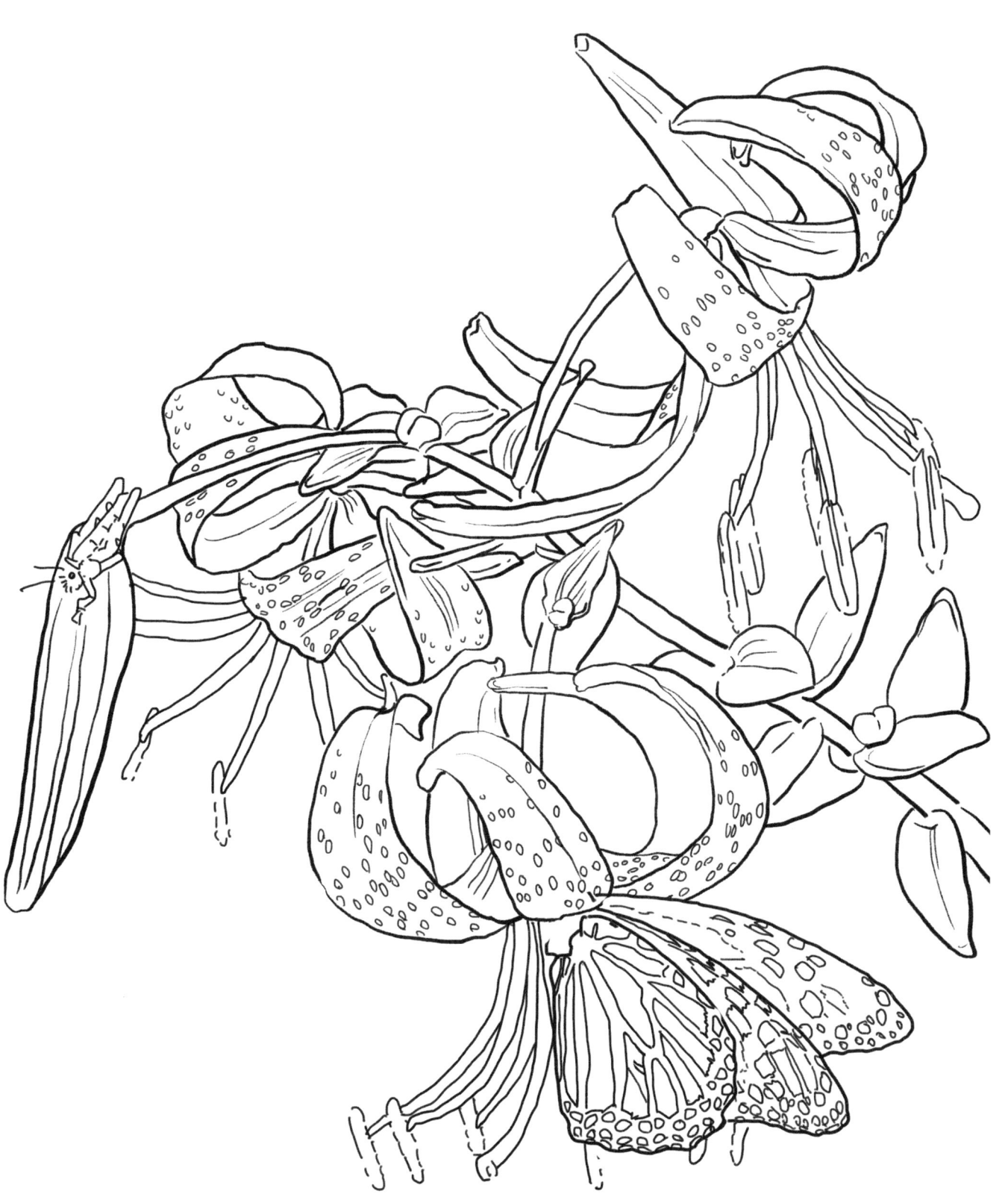

나팔꽃

프리지아

꿩의비름

관상용 식물

카네이션

제라늄

작약

접시꽃

패랭이꽃

수국

팬지

양귀비

장미

해바라기

국화

아름다운 꽃과 식물

파트 2

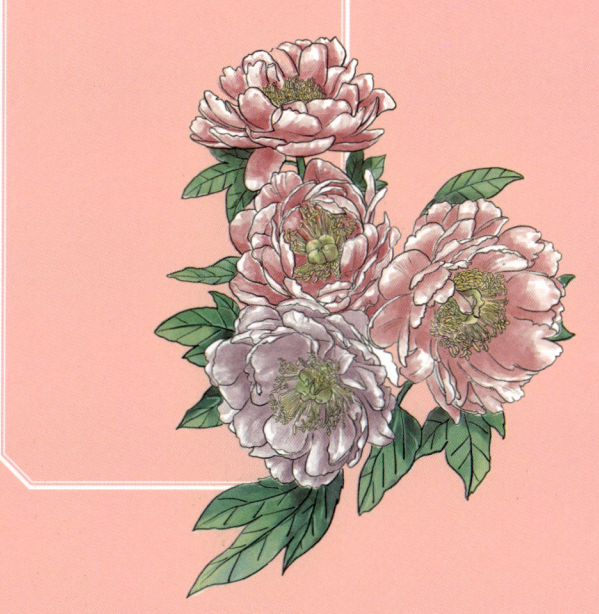

나팔꽃

줄기가 2~3미터까지 덩굴져 올라간다.
여름에 보라색, 붉은색, 흰색의 꽃이 피고, 씨는 약재로도 쓰인다.

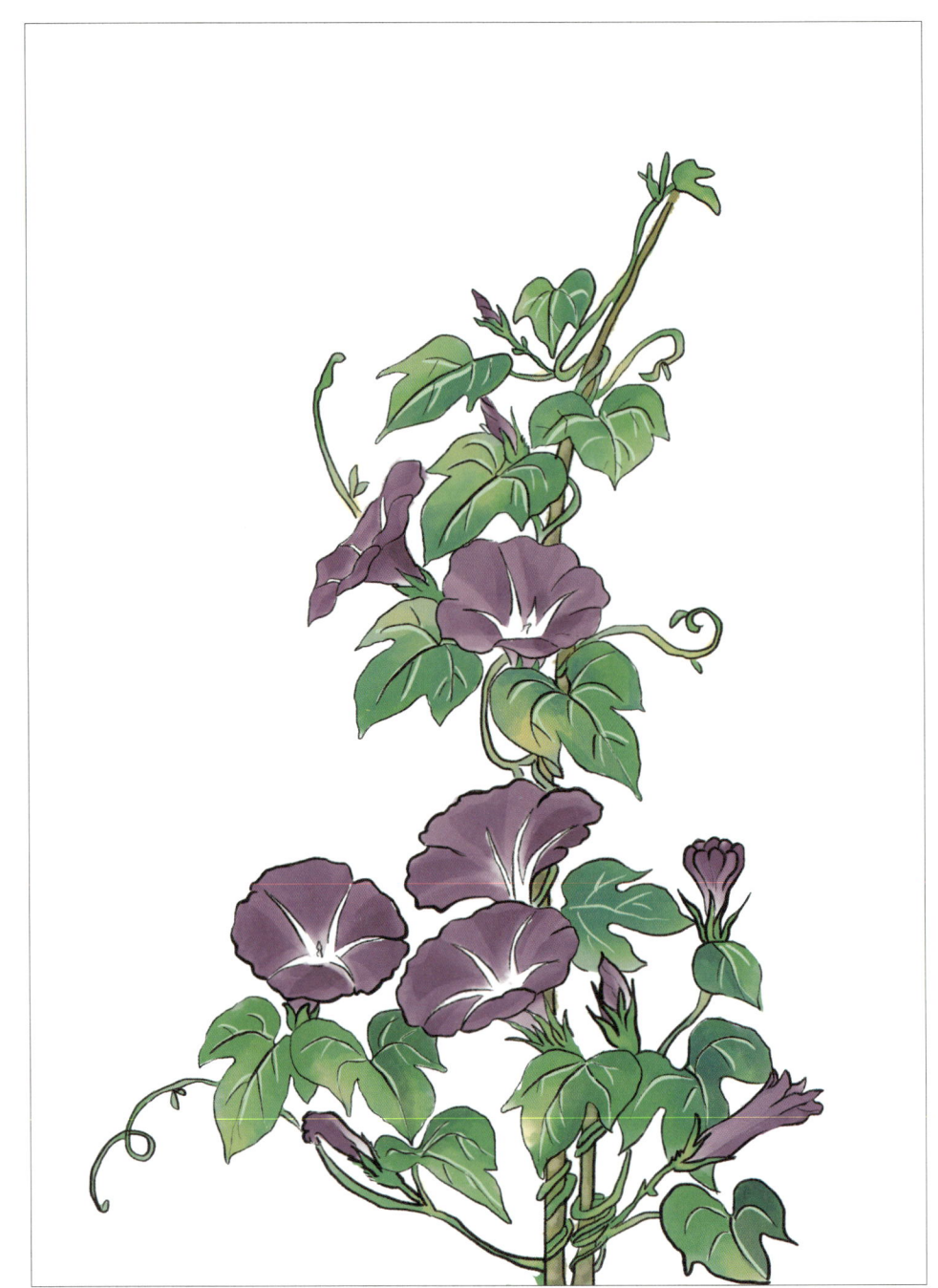

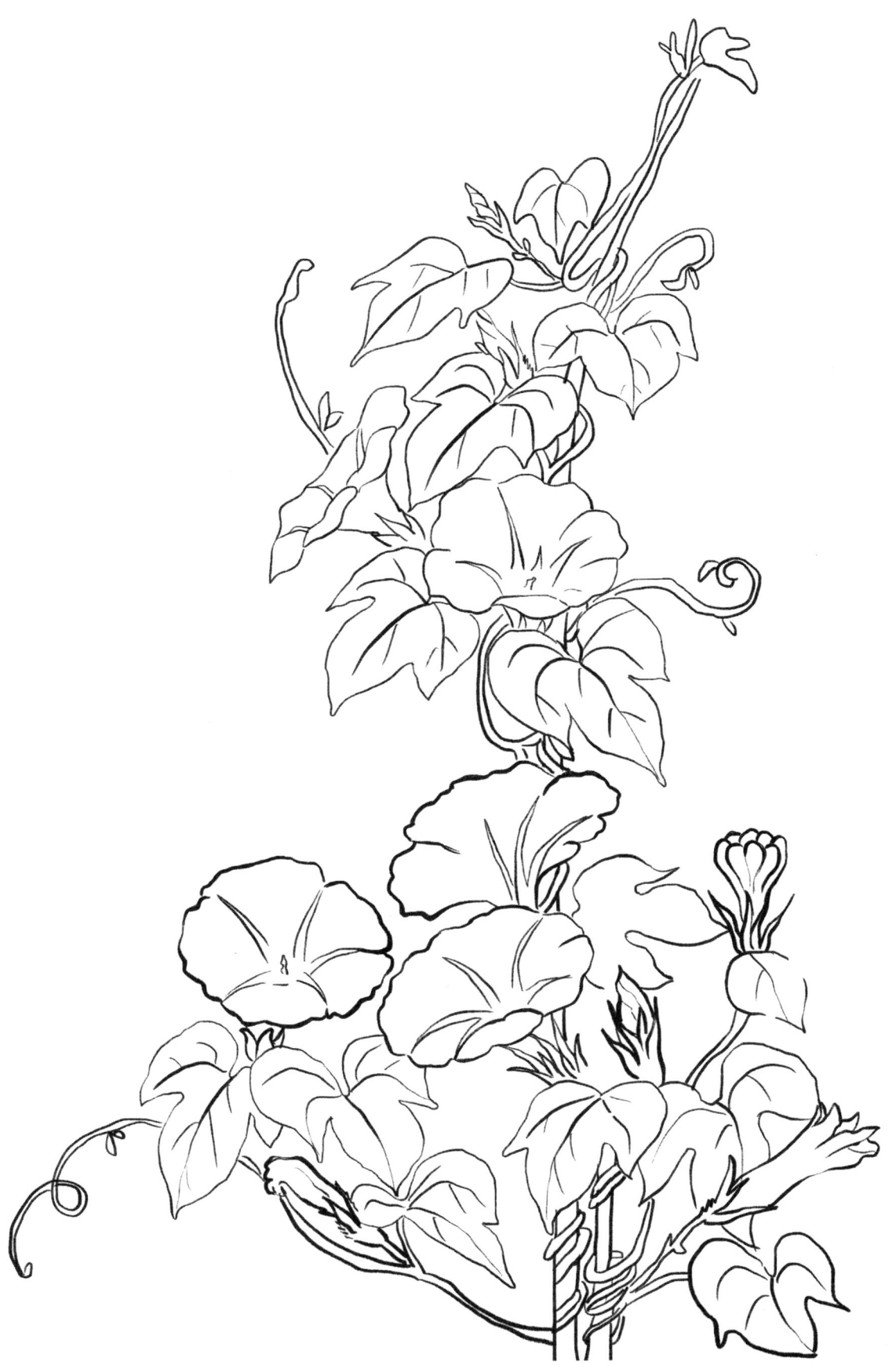

프리지아

붓꽃과의 여러해살이풀. 5~7월에 칼때기 모양의 줄기 끝에 노란색 꽃이 핀다. 다양한 색의 많은 품종이 있다.

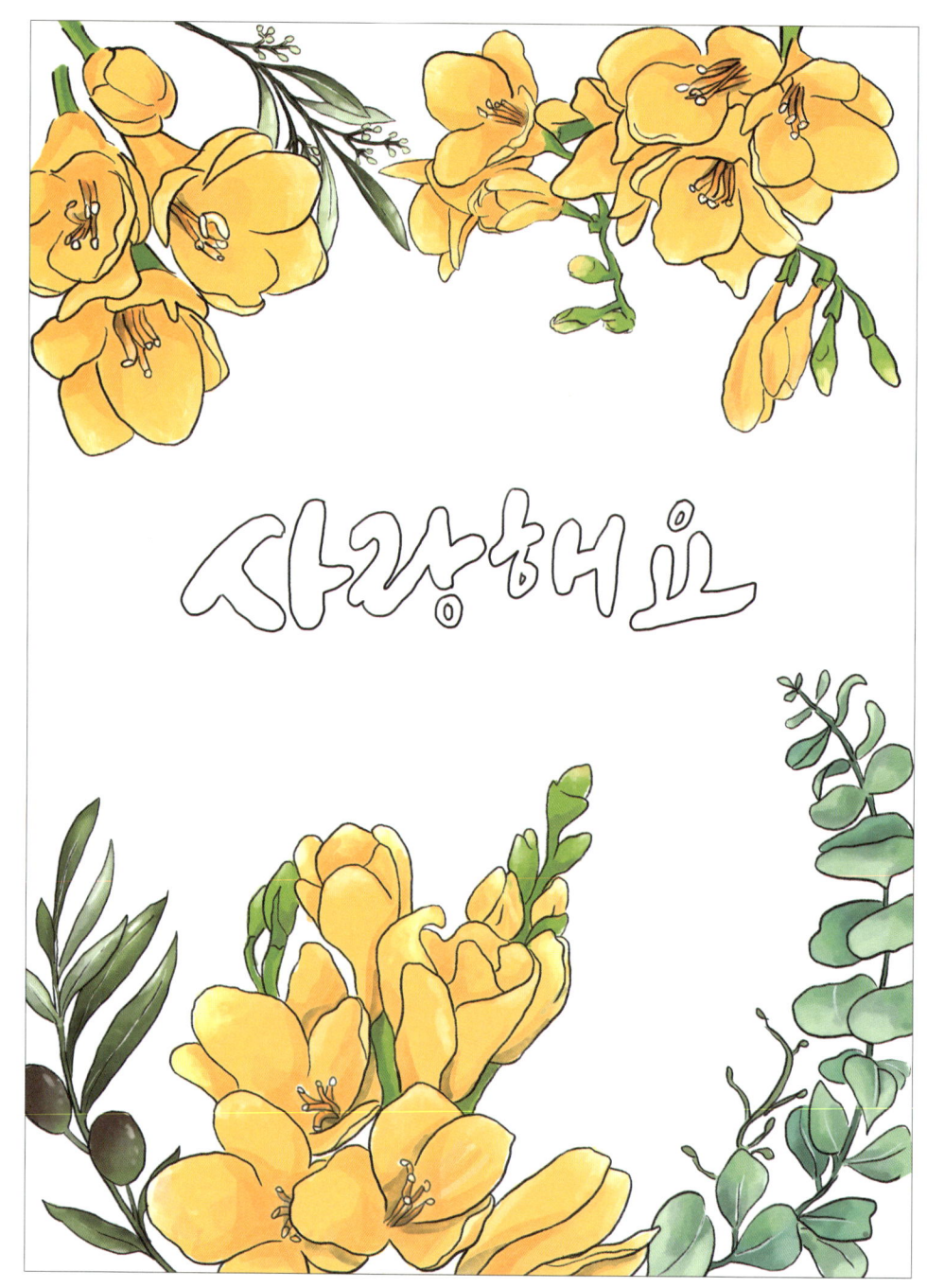

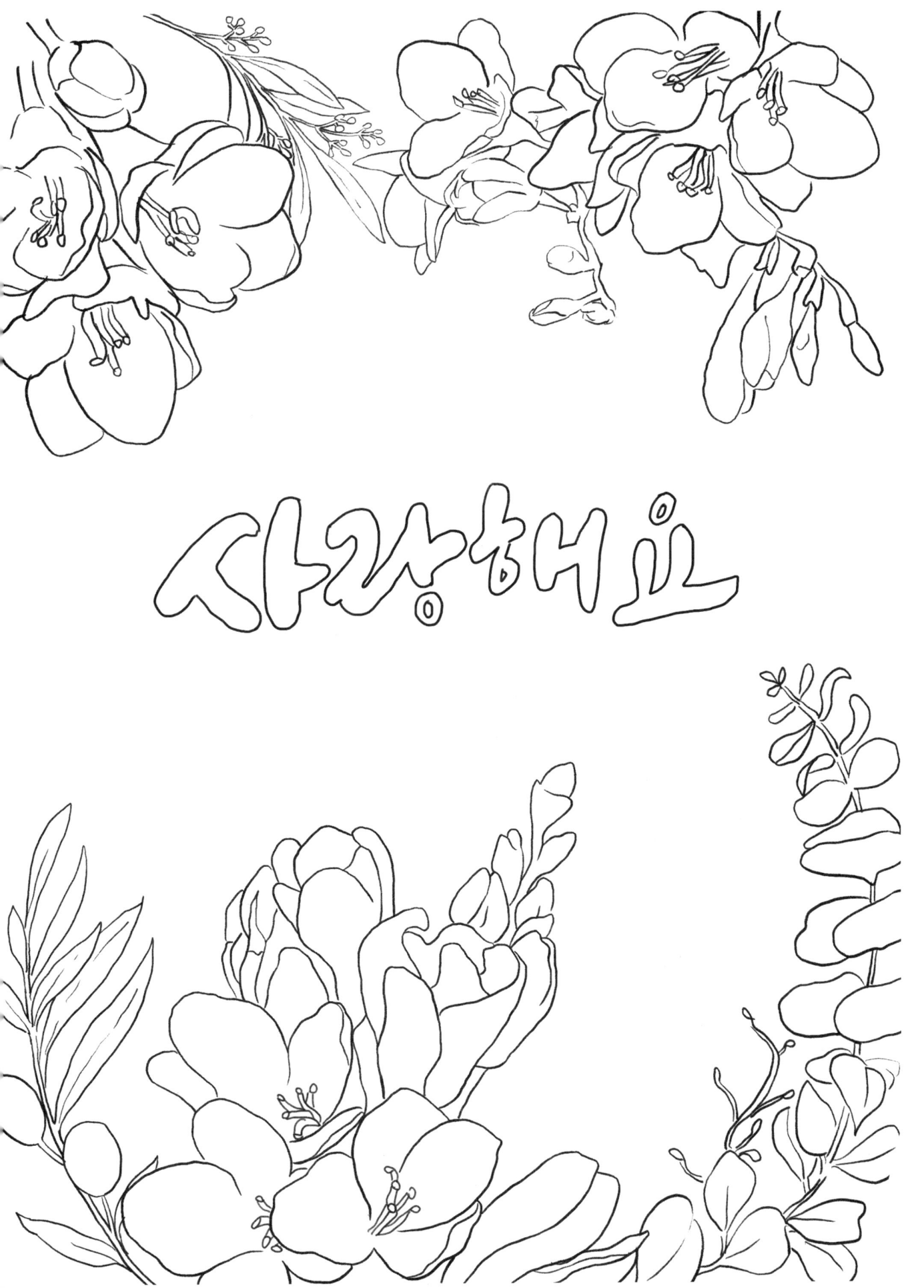

꿩의비름

한국과 일본에 많이 분포하는 여러해살이풀.
주로 8~9월에 꽃이 피는데, 꽃의 크기가 매우 작다.

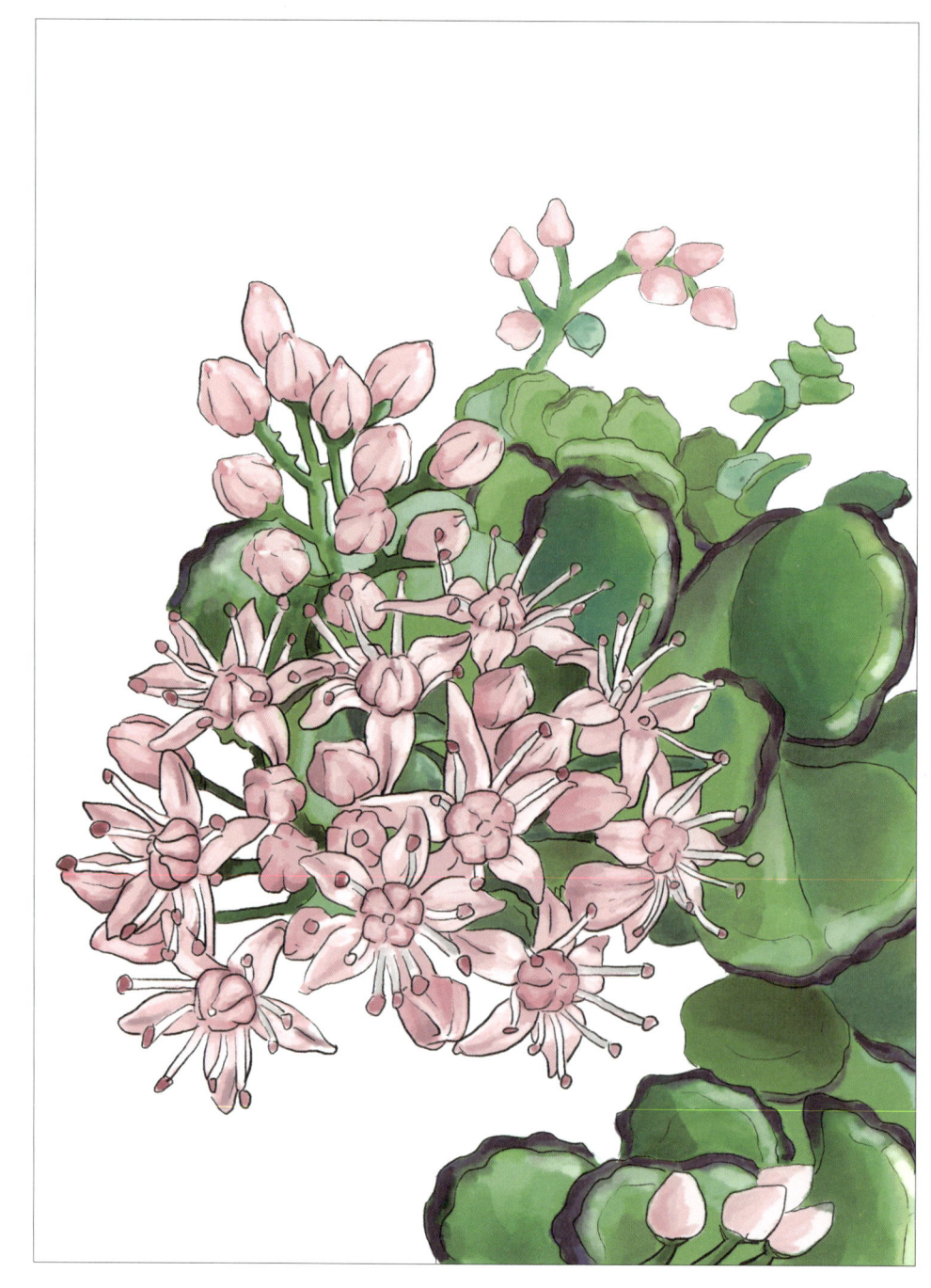

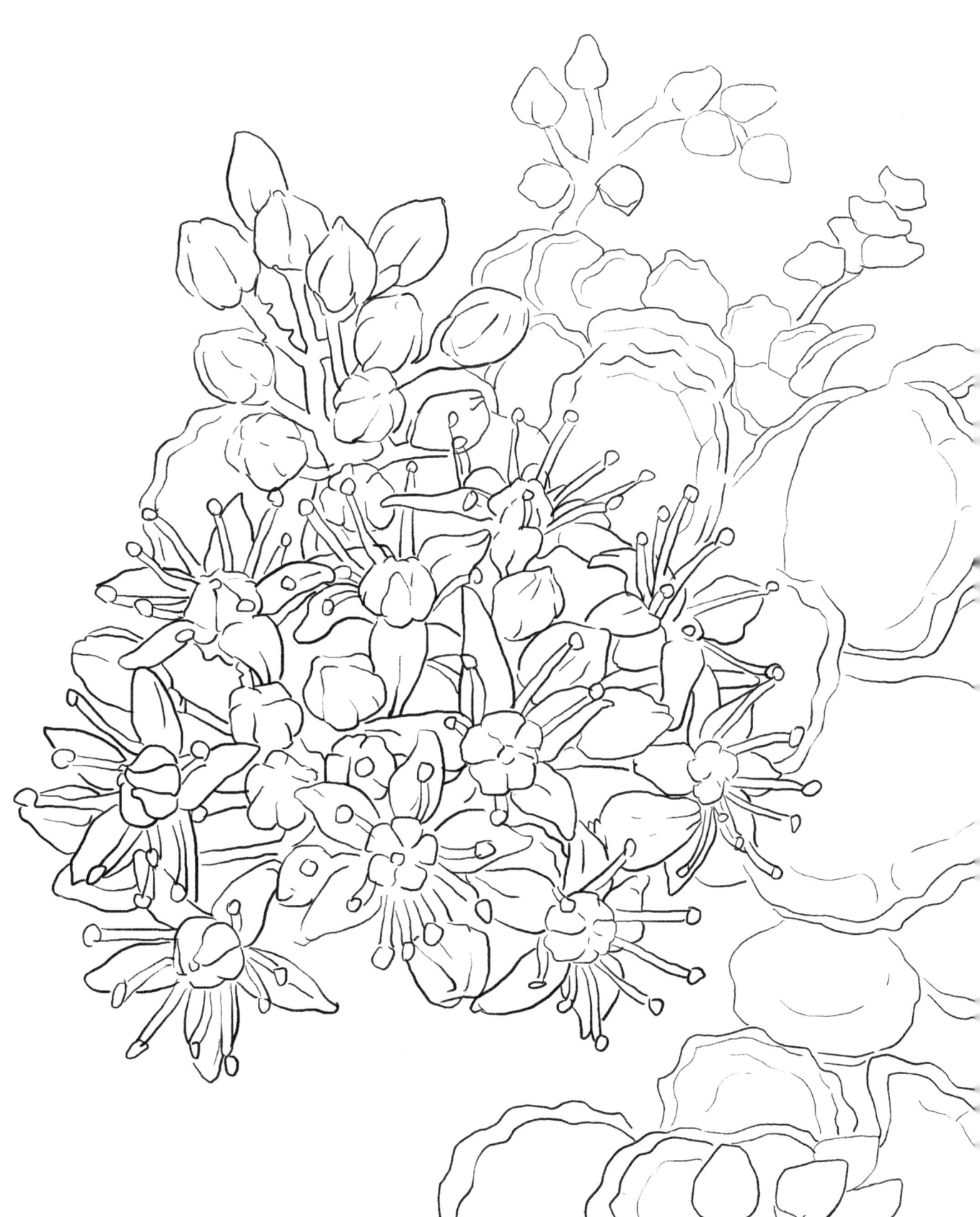

관상용 식물

공기 정화와 공간 인테리어를 위해 잎이 큰 몬스테라,
산세베리아, 고무나무 등이 관상용 식물로 인기 있다.

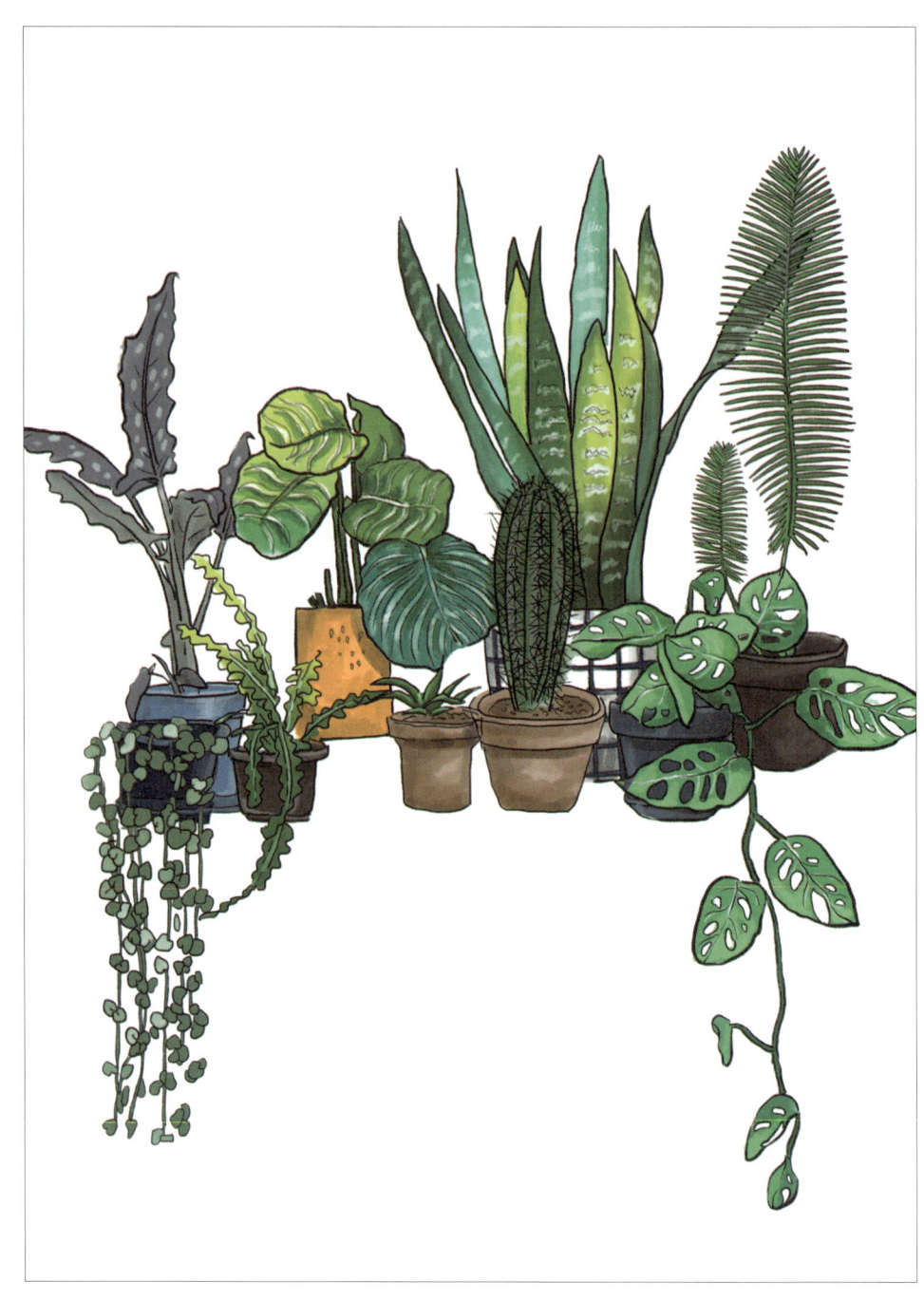

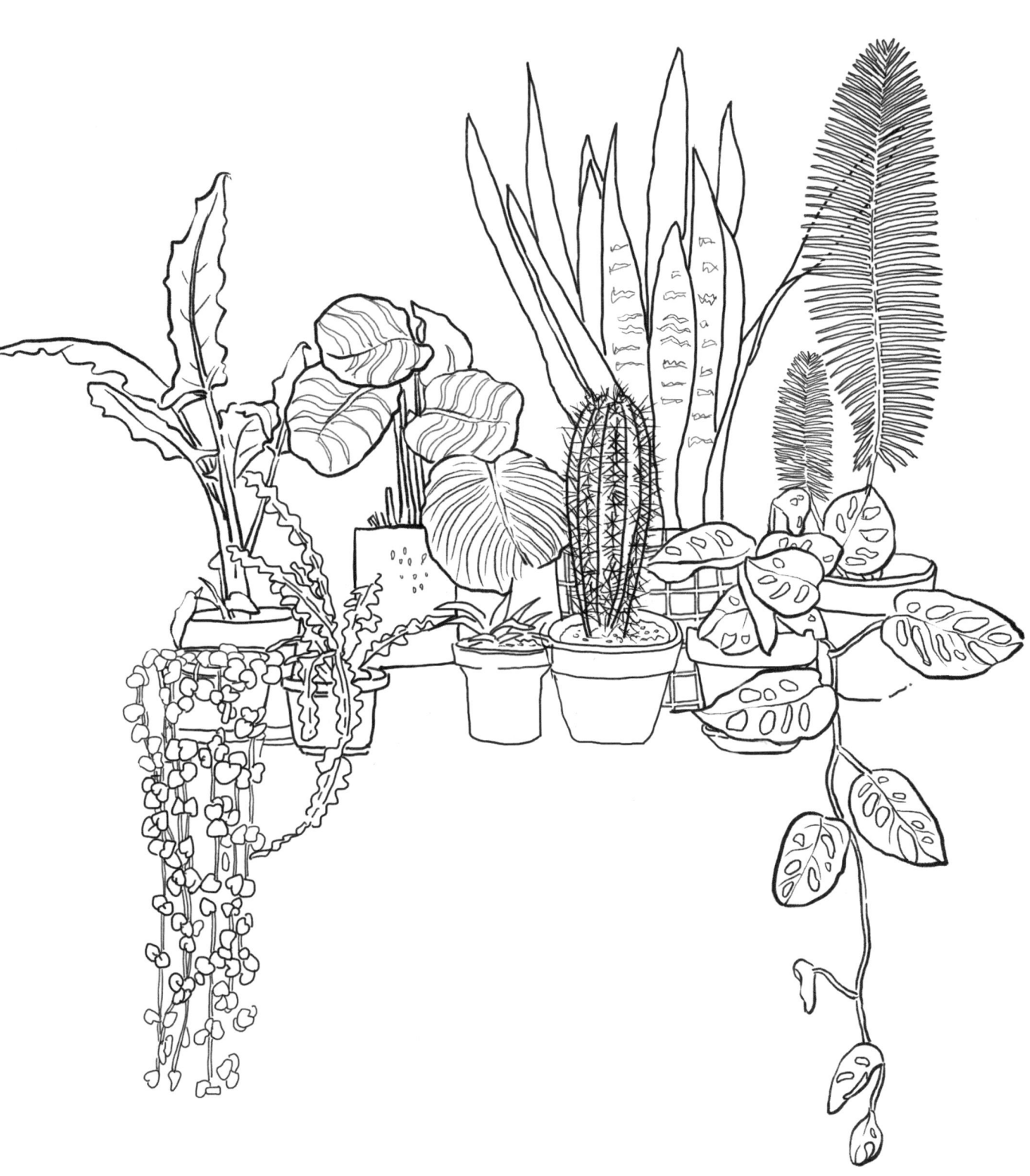

카네이션

향이 강하고, 겹겹의 꽃이 핀다.
세계적으로 사랑받는 화훼식물로, 우리나라에서는 전국에서 잘 자란다.

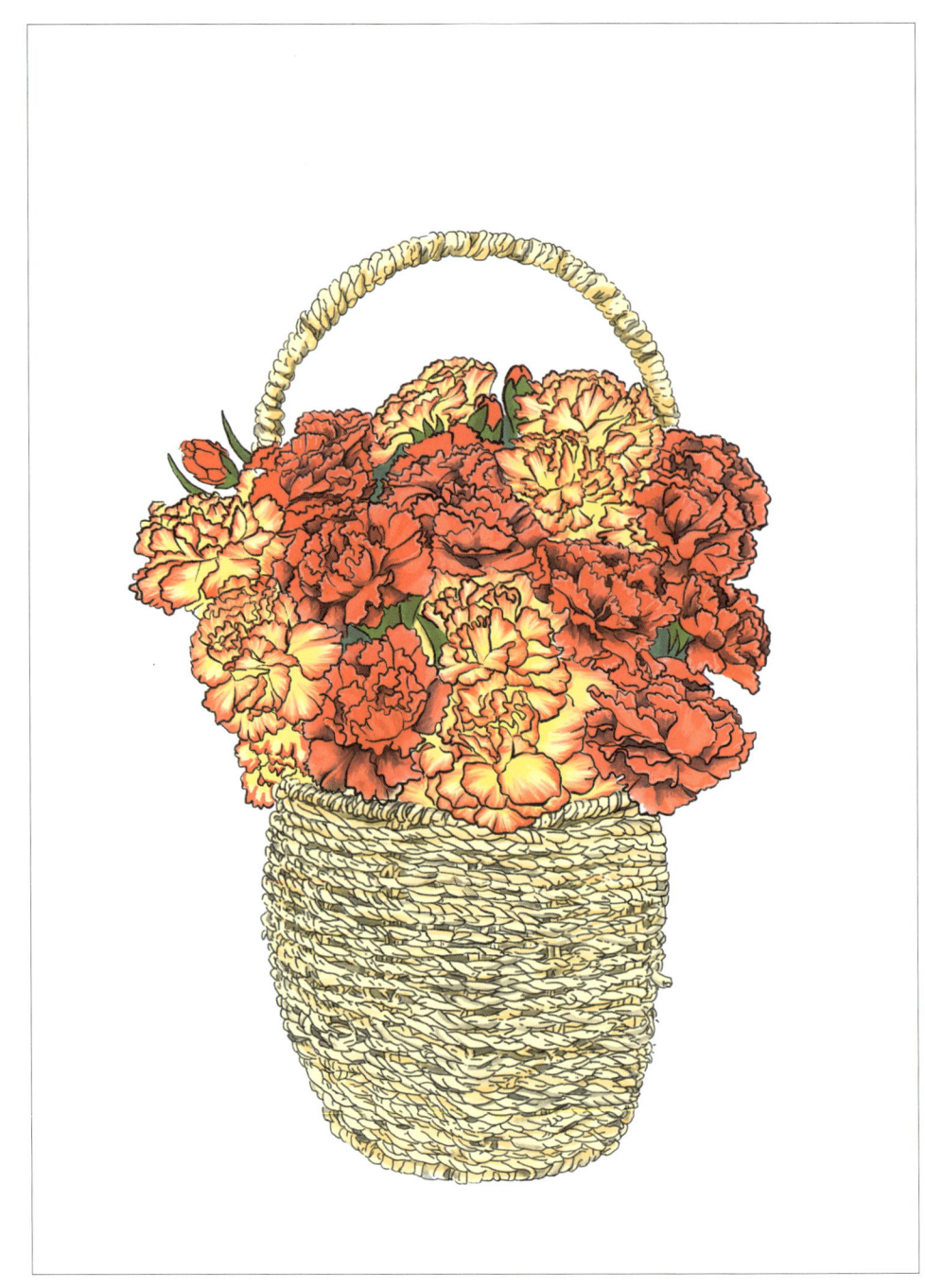

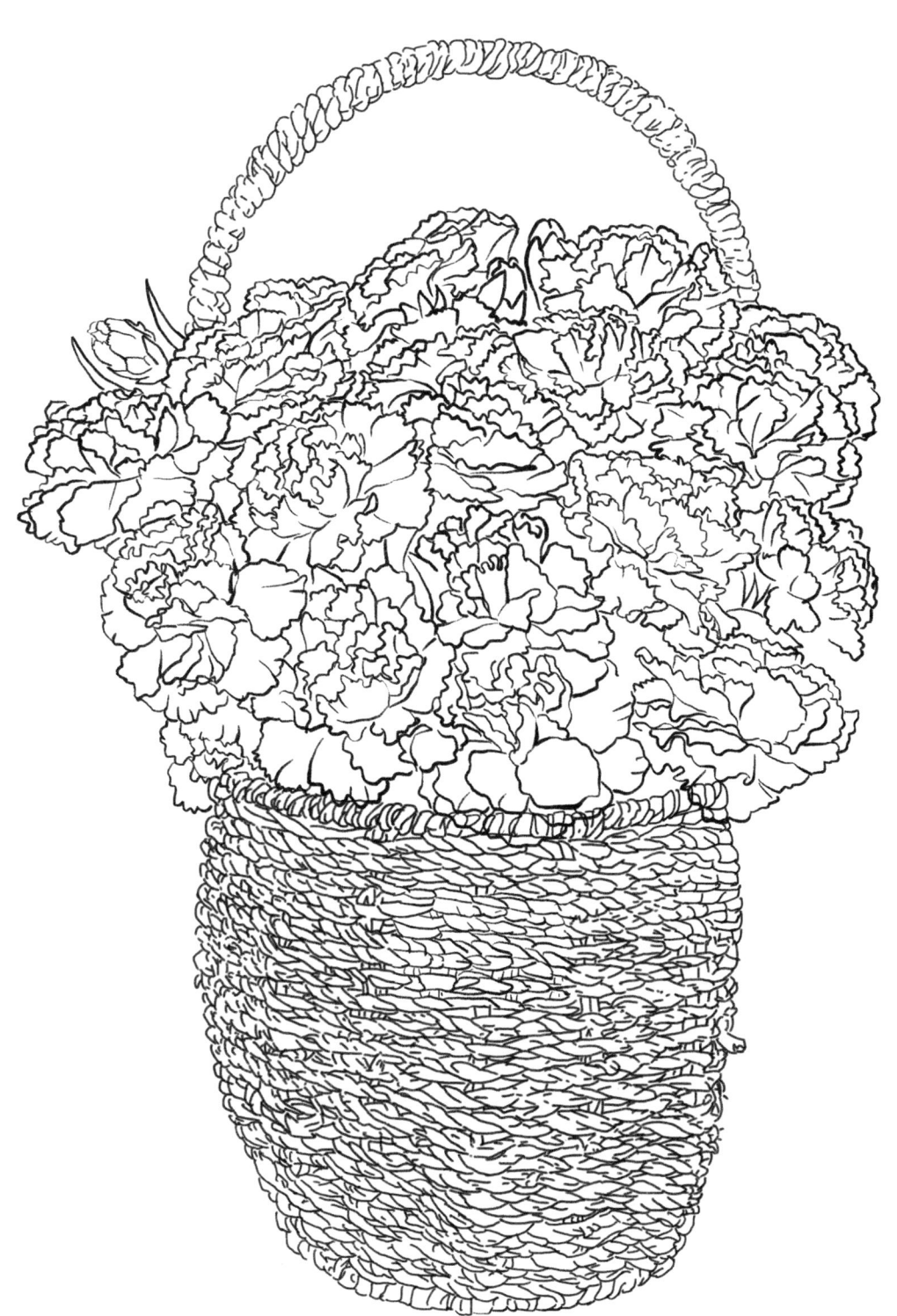

제라늄

세계적으로 사랑받는 화훼식물로, 여름에 줄기 끝에 화려한 꽃이 핀다.
남아프리카가 원산지로, 비교적 재배가 쉽다.

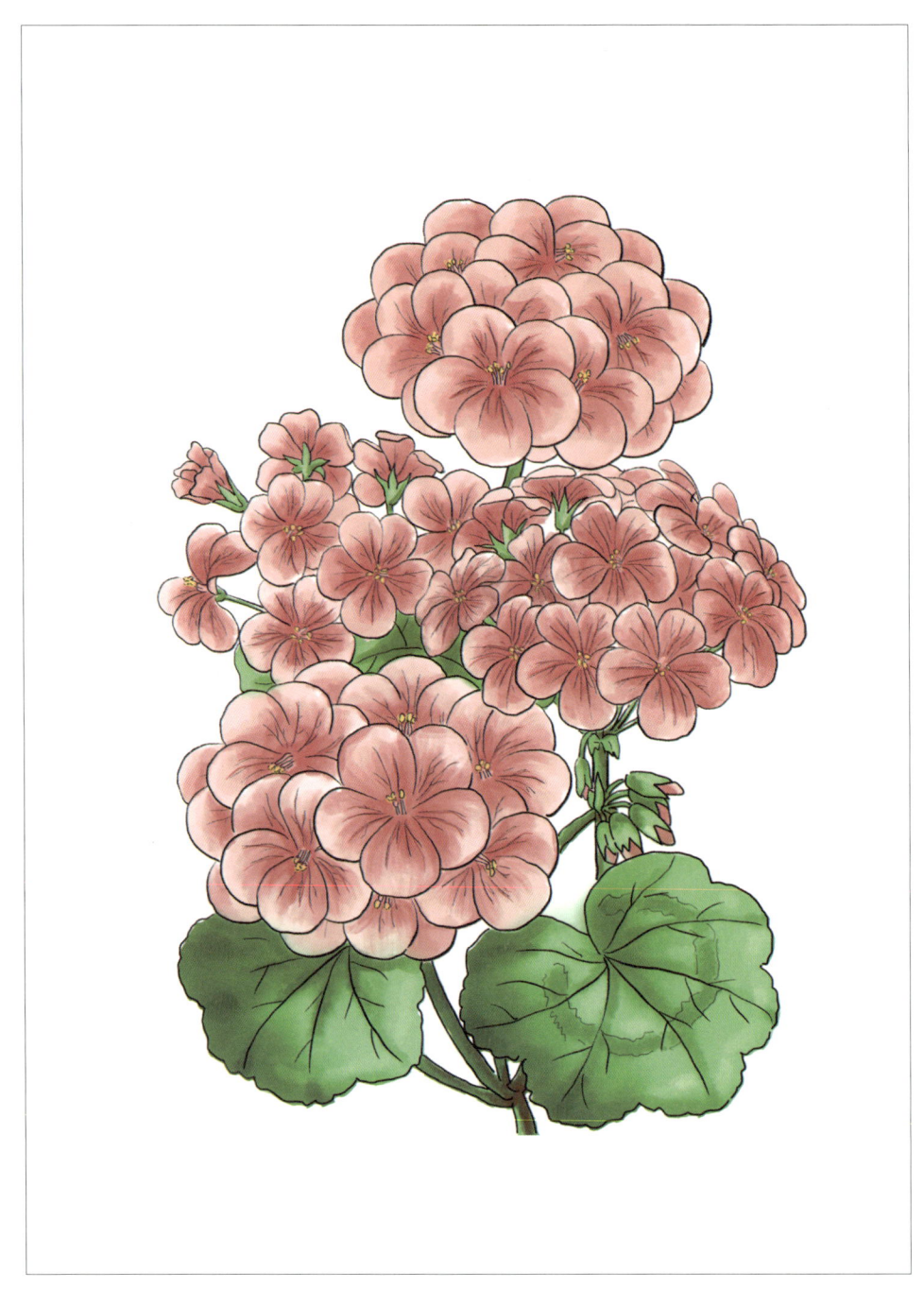

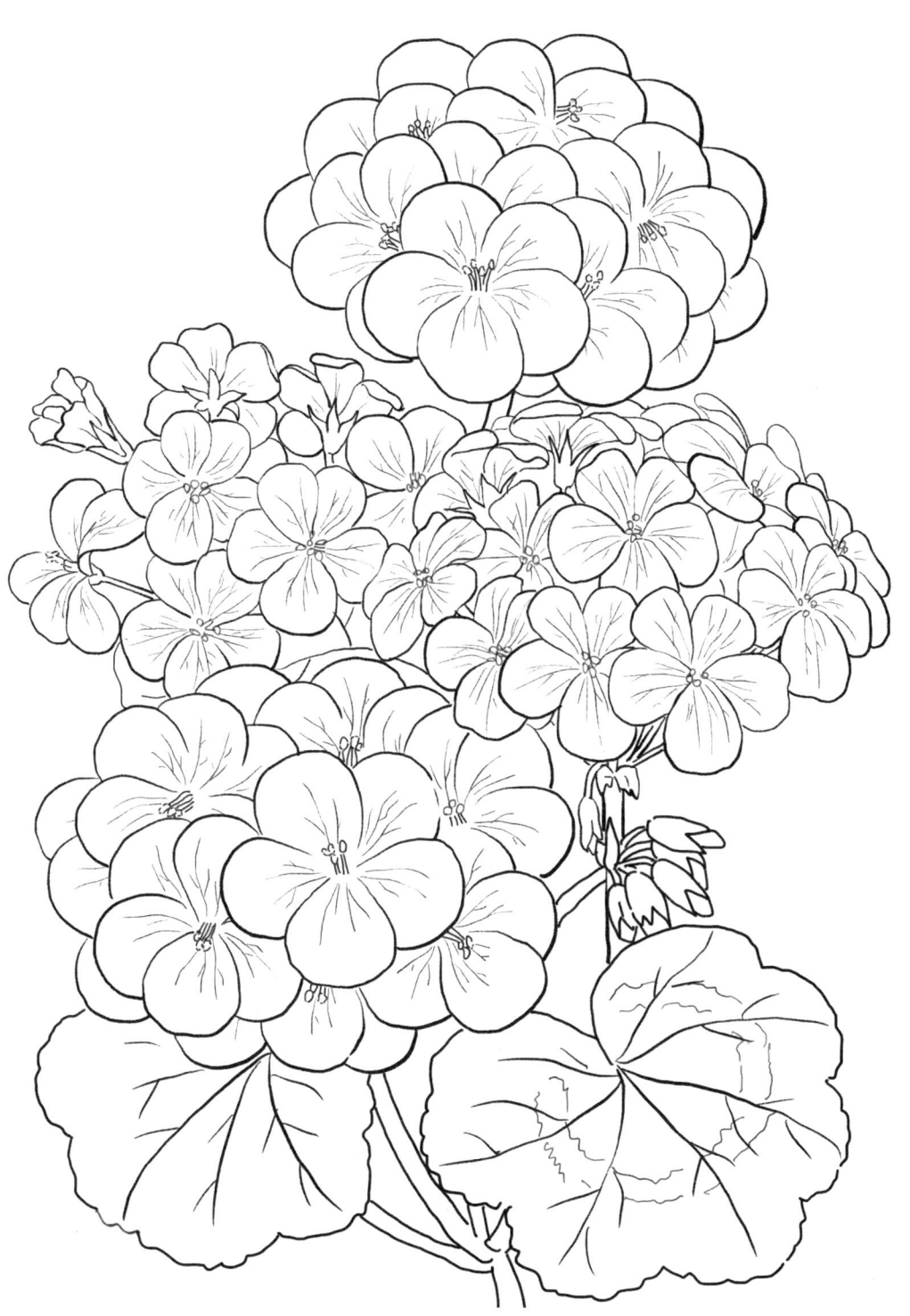

작약

작약과의 여러해살이풀. 꽃이 크고 아름다워, 정원을 꾸미는 관상용 꽃으로 많이 사용한다.

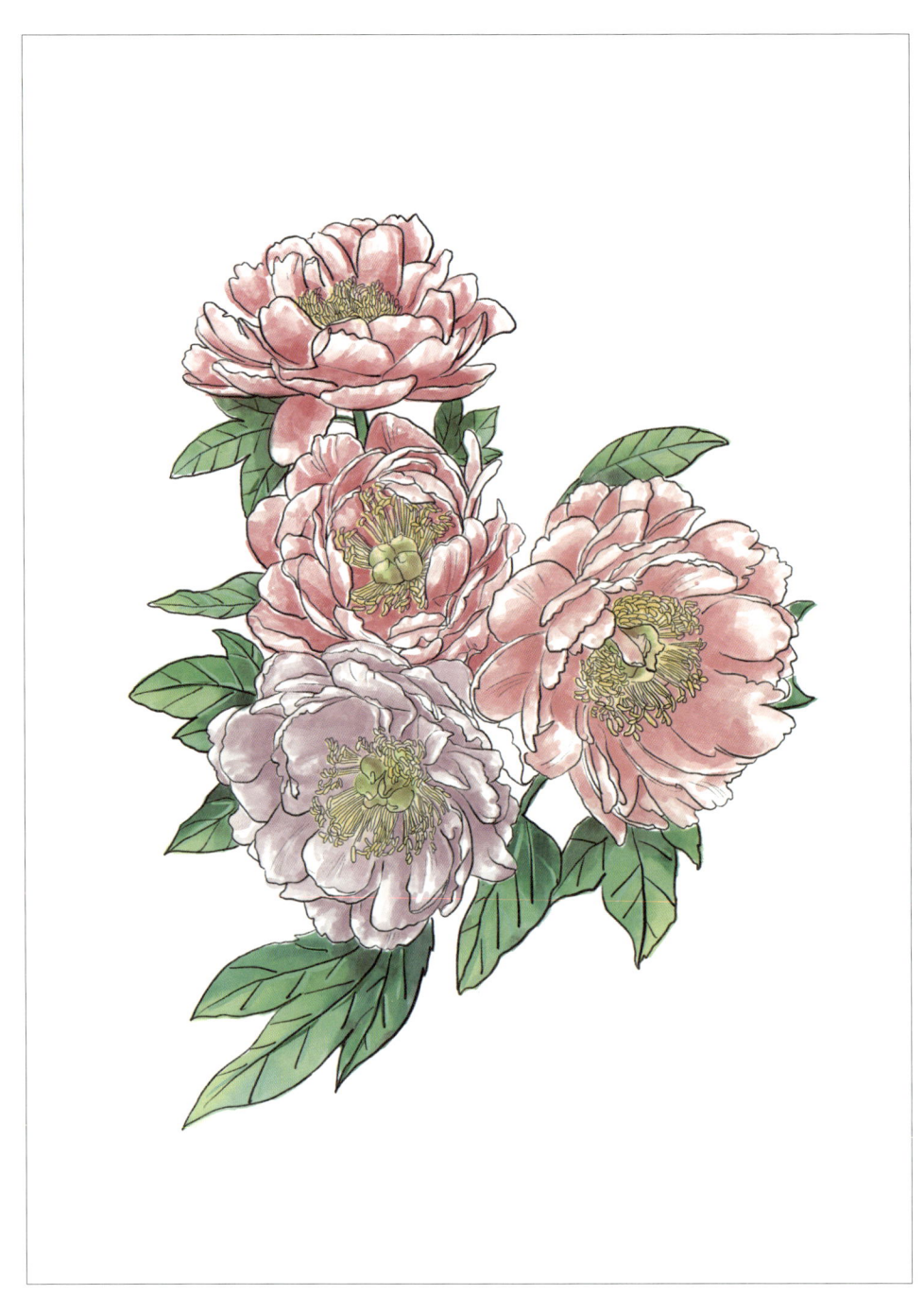

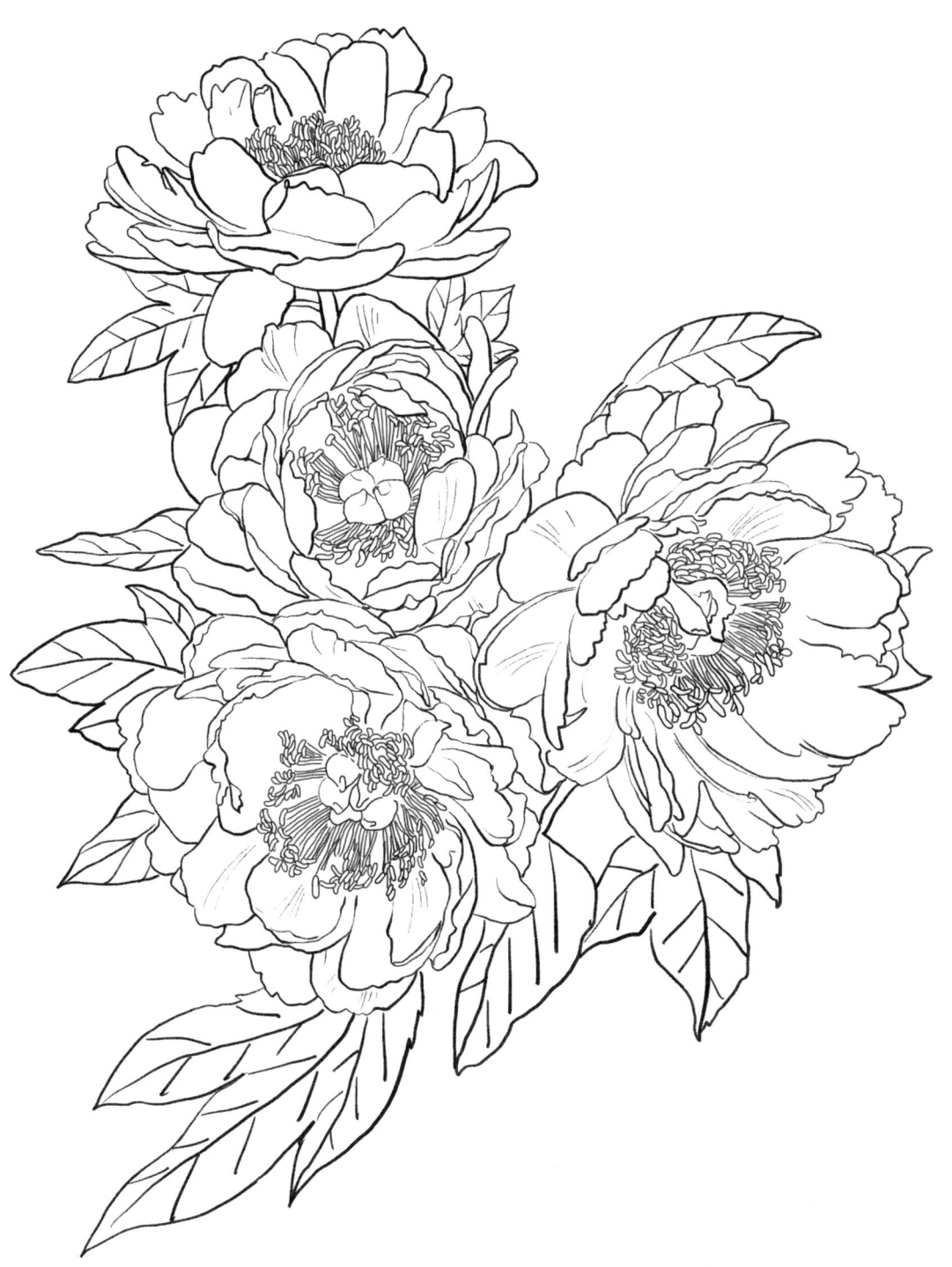

접시꽃

아욱과의 여러해살이풀로 6~8월에 접시모양의 크고 납작한 꽃이 핀다.
뿌리는 약용으로도 사용되며, 주로 원예용으로 많이 재배한다.

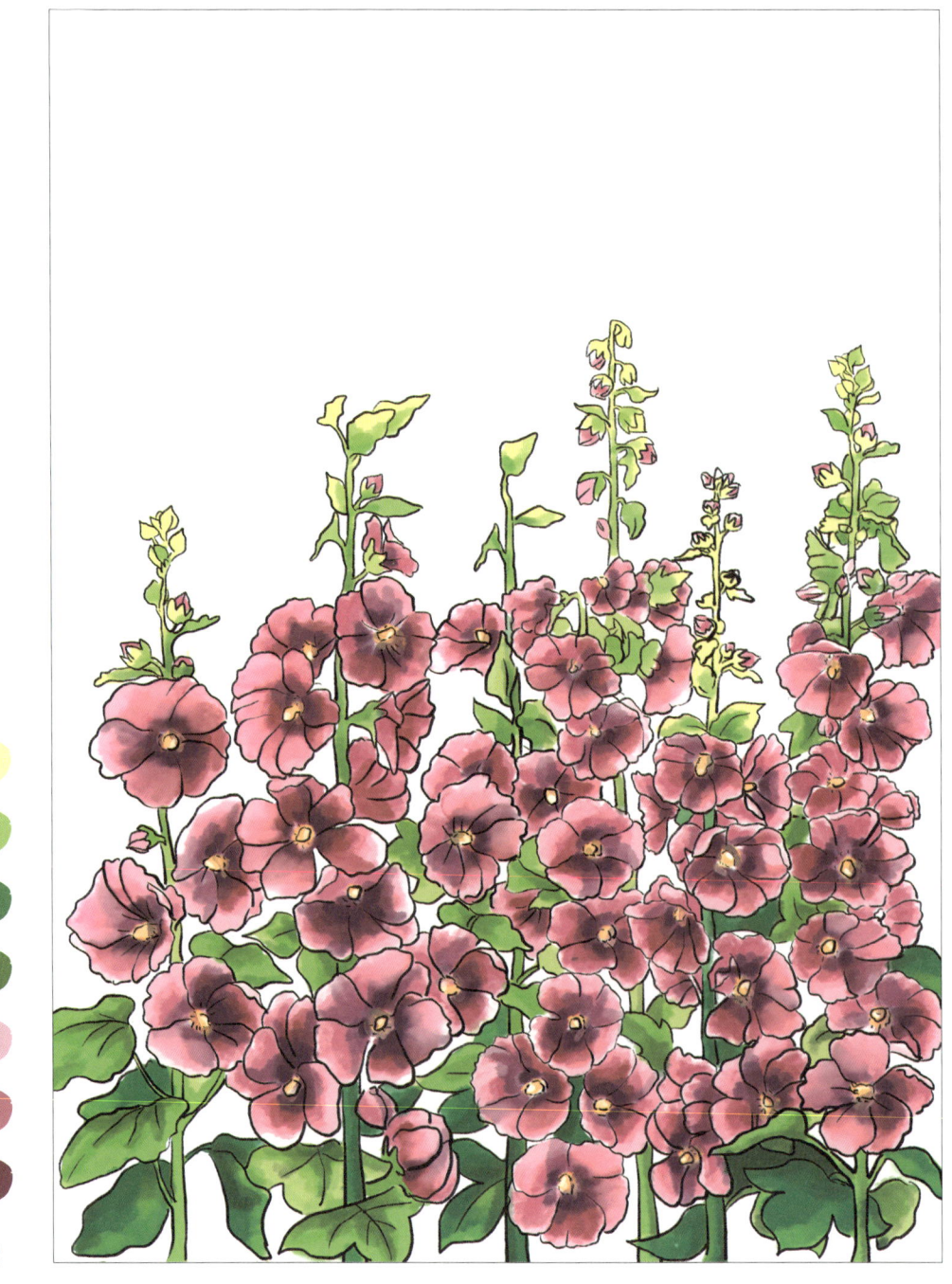

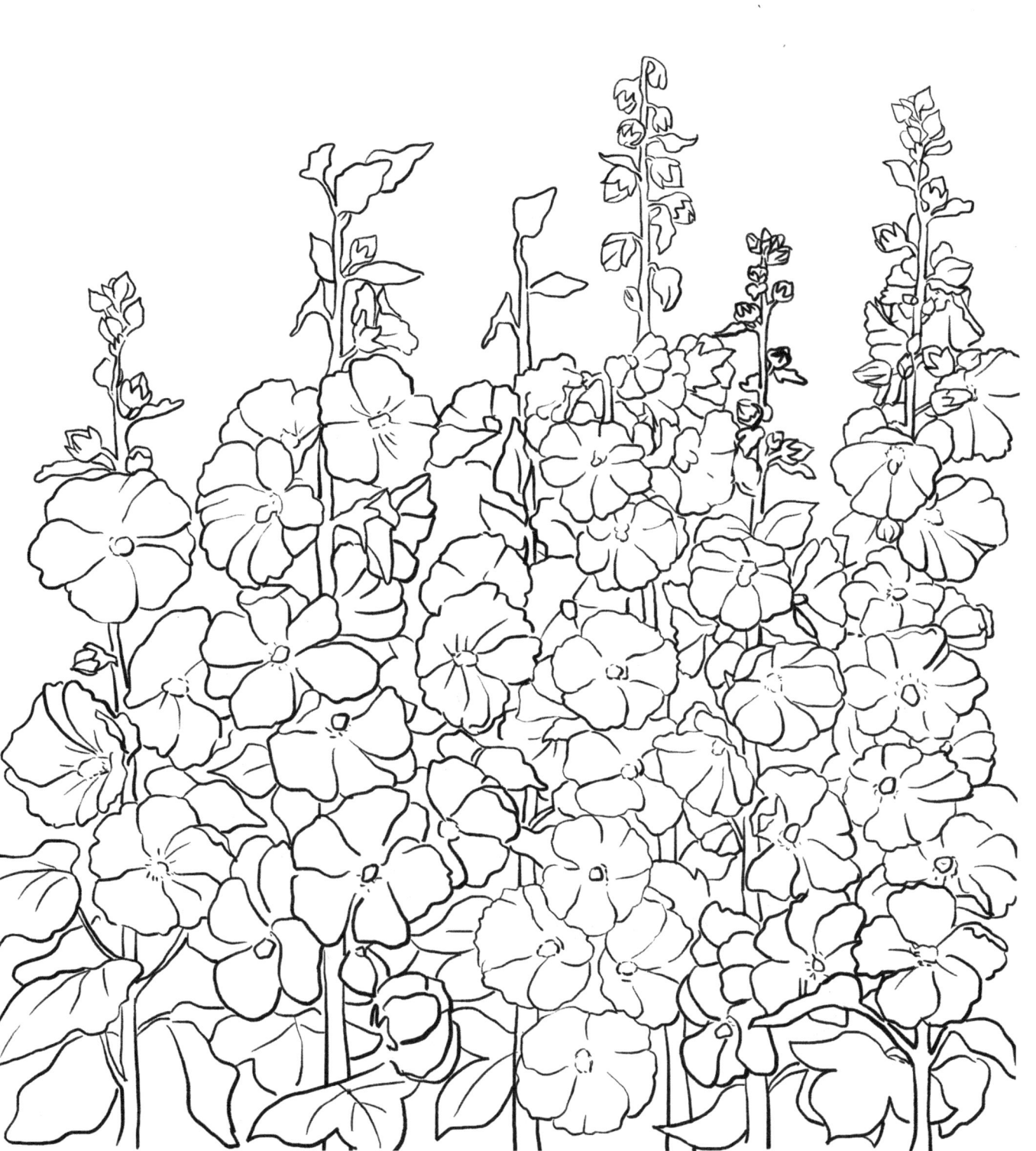

패랭이꽃

패랭이꽃속 식물로 6~8월에 진분홍색의 꽃을 피운다.
산허리, 바위틈 같은 척박한 환경에서도 아름다운 꽃을 피워 사랑받는다.

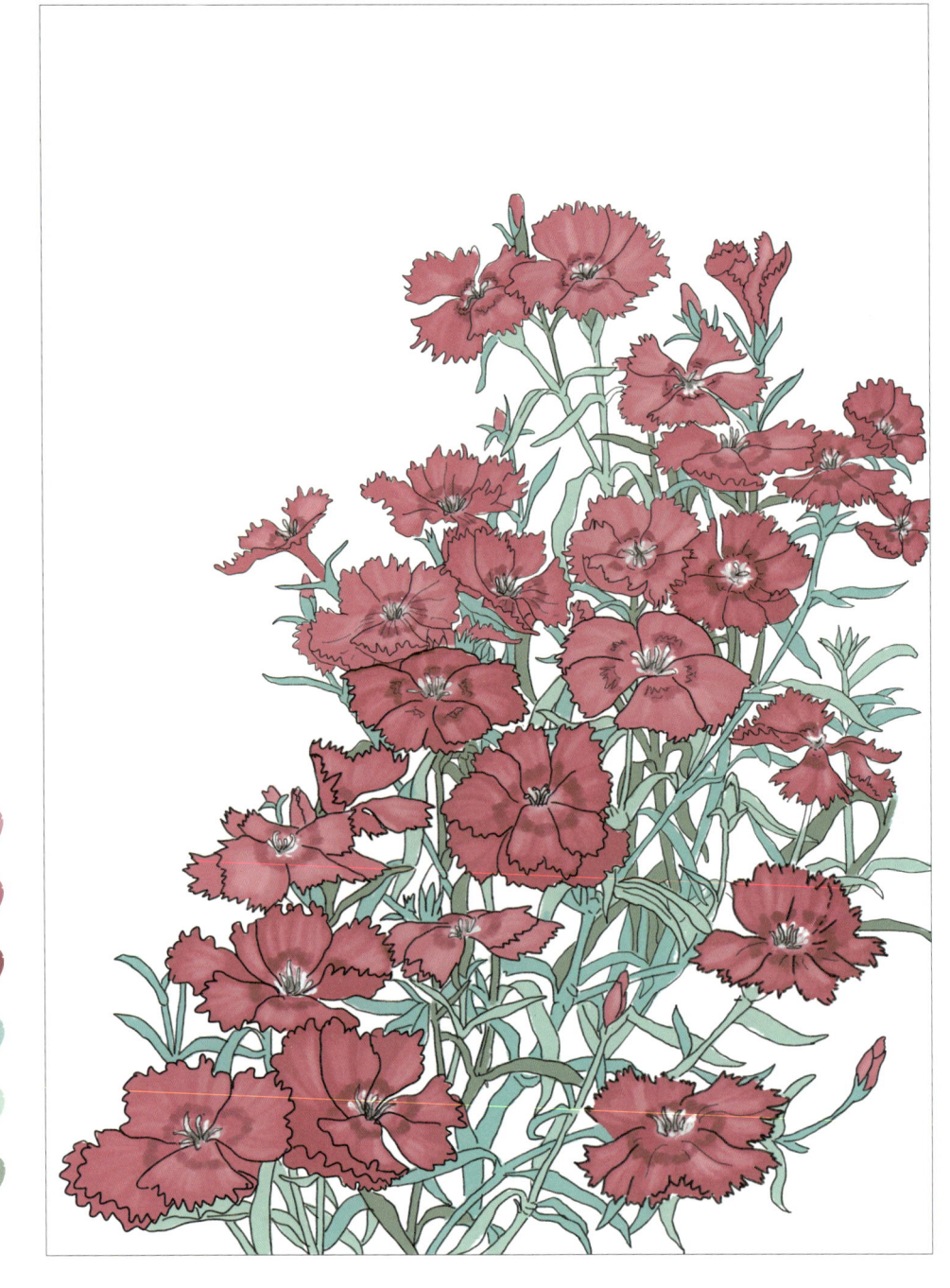

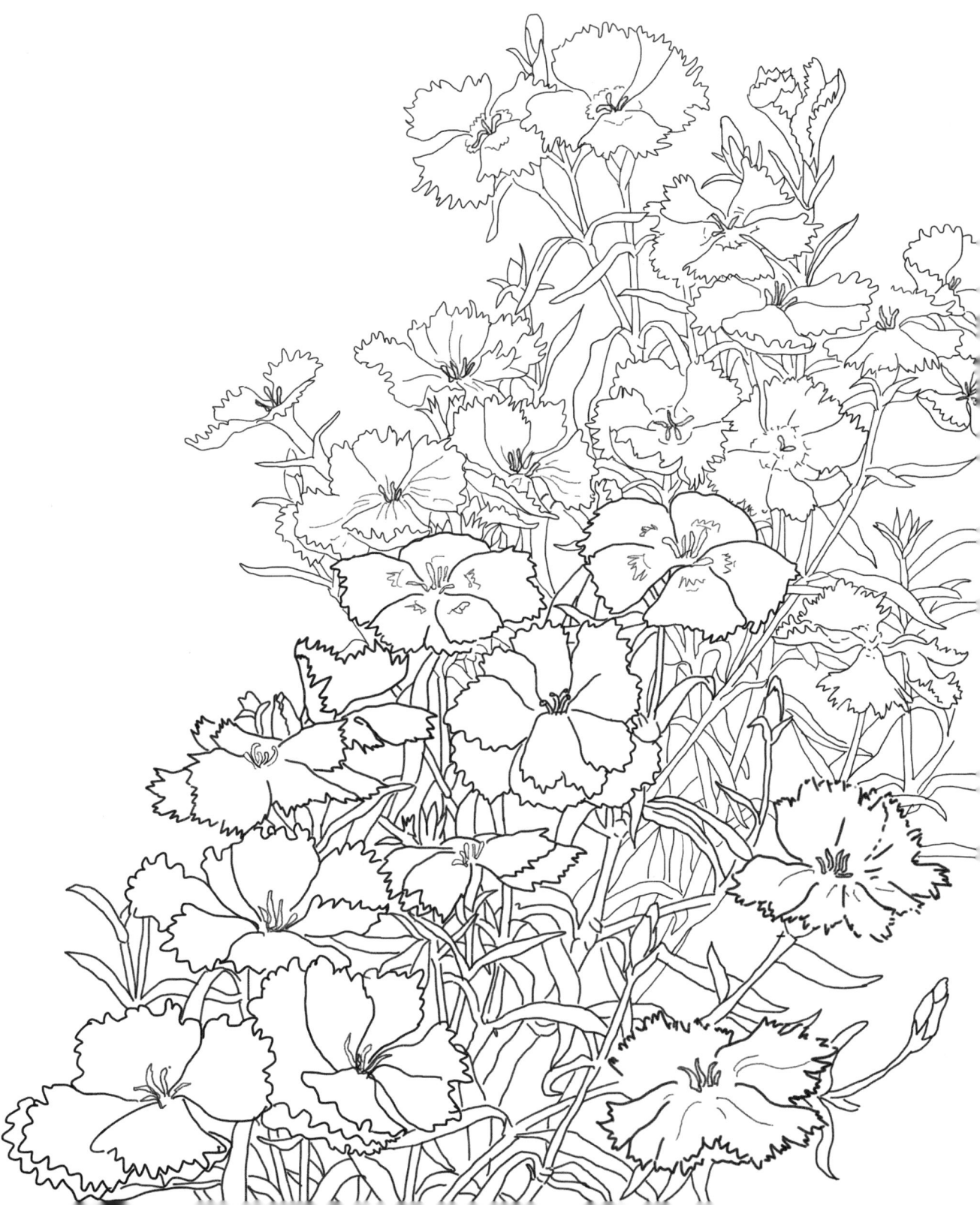

수국

키는 1미터까지 자라고, 가을에 보라색, 푸른색, 흰색의 꽃이 핀다.
말린 꽃은 해열제로 쓰이기도 한다.

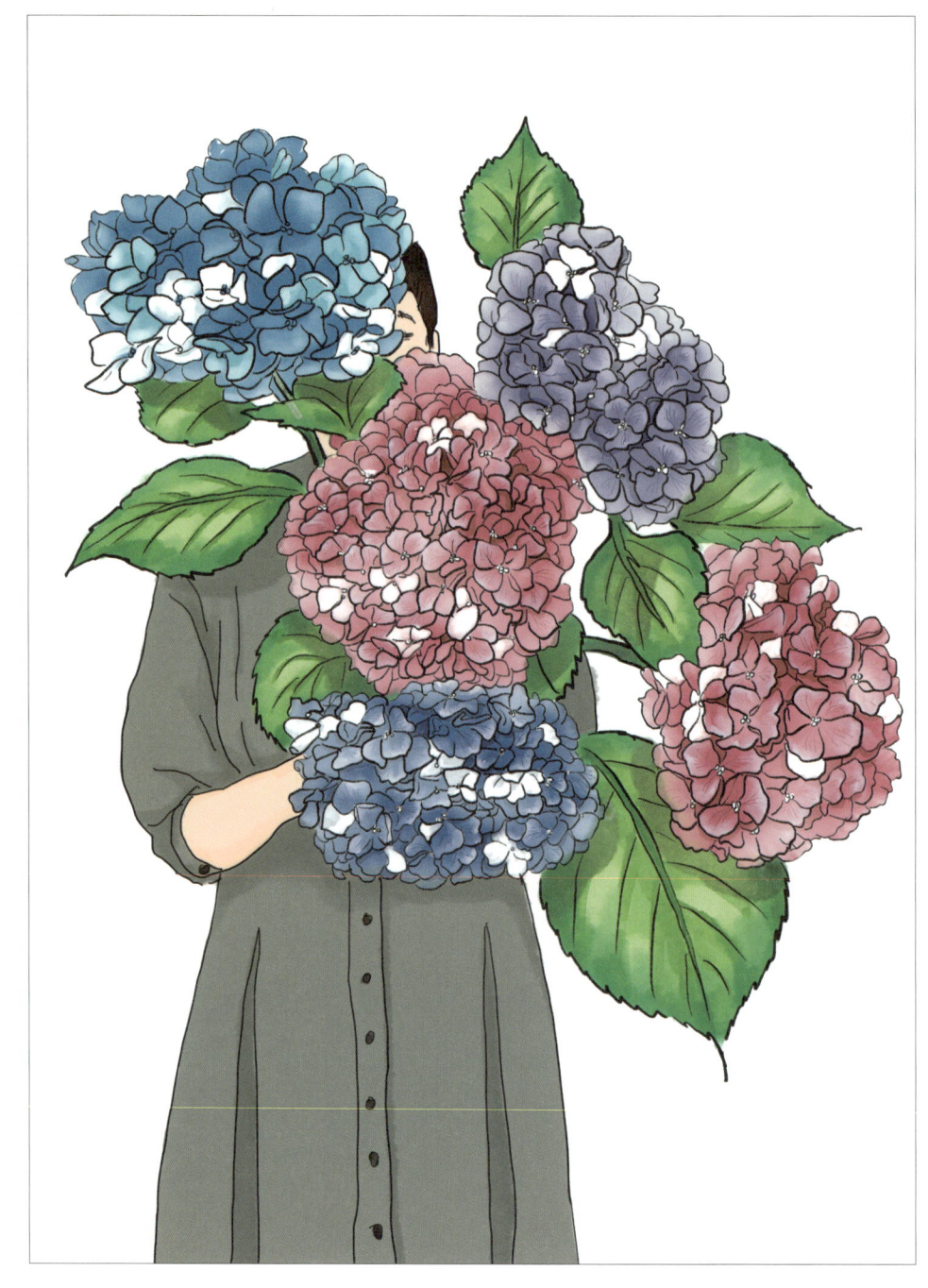

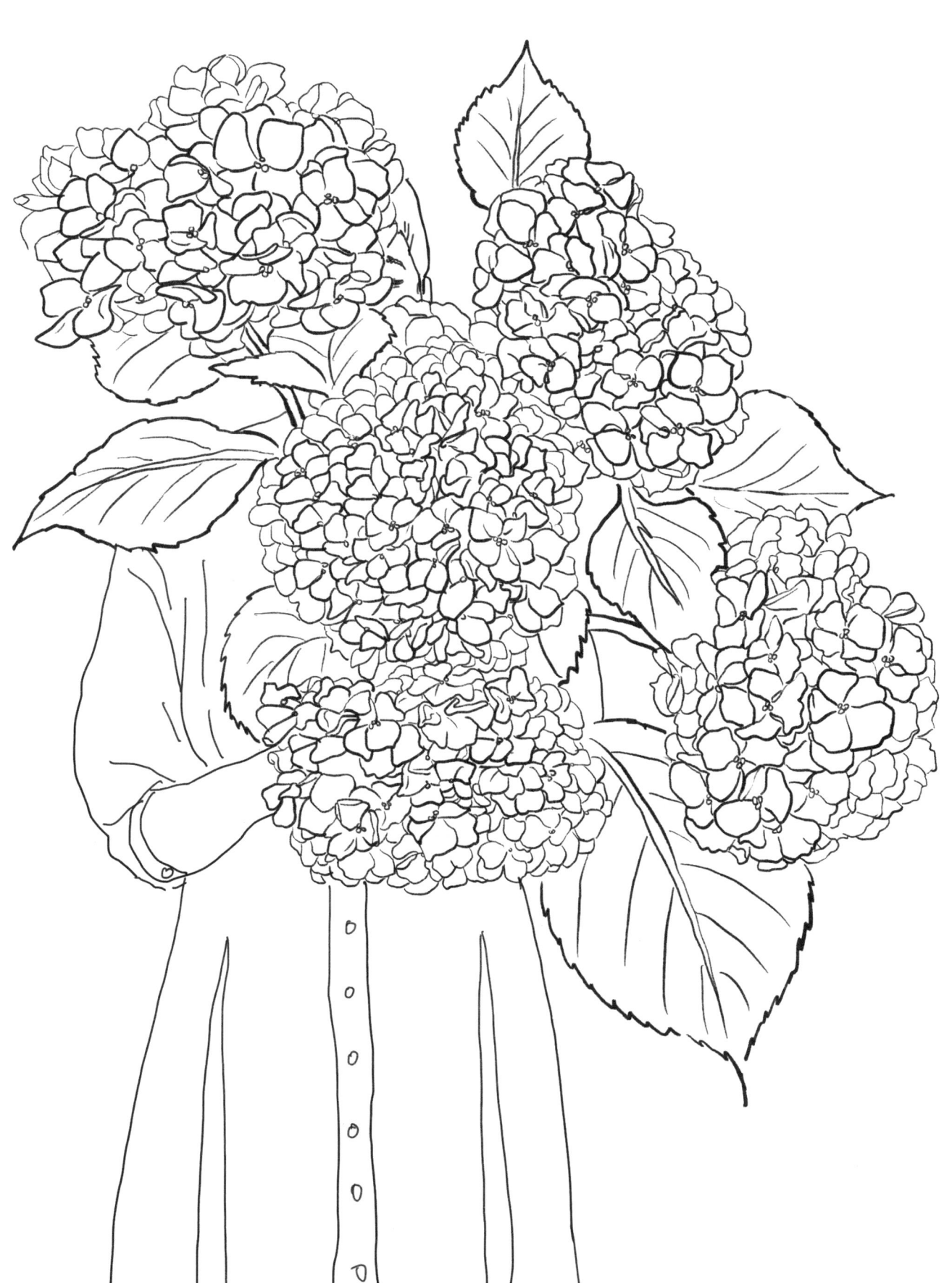

팬지

제비꽃과의 꽃으로 어떤 환경에서도 잘 자라고
번식력이 좋아 공공기관 등에서 관상용으로 많이 사용한다.

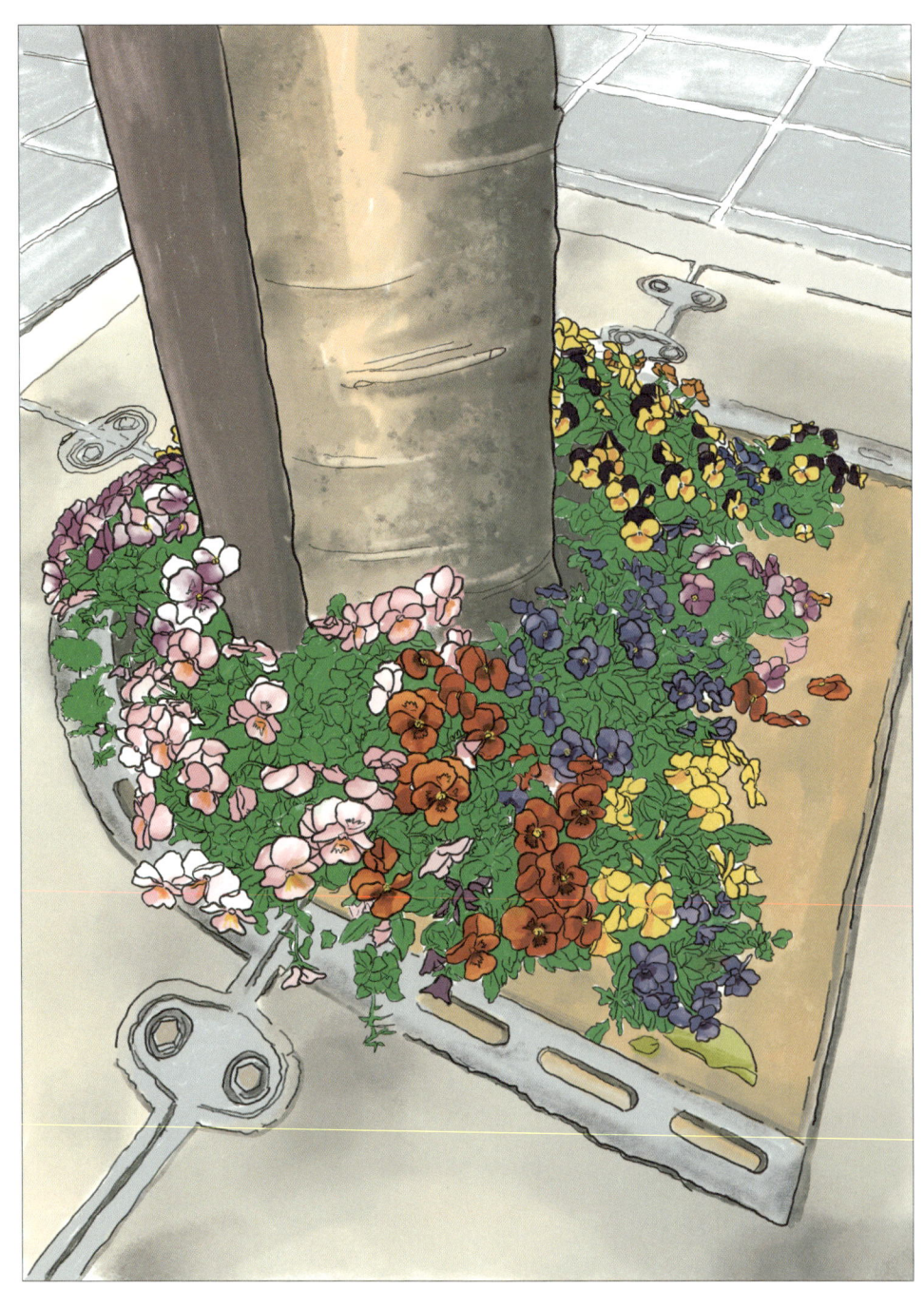

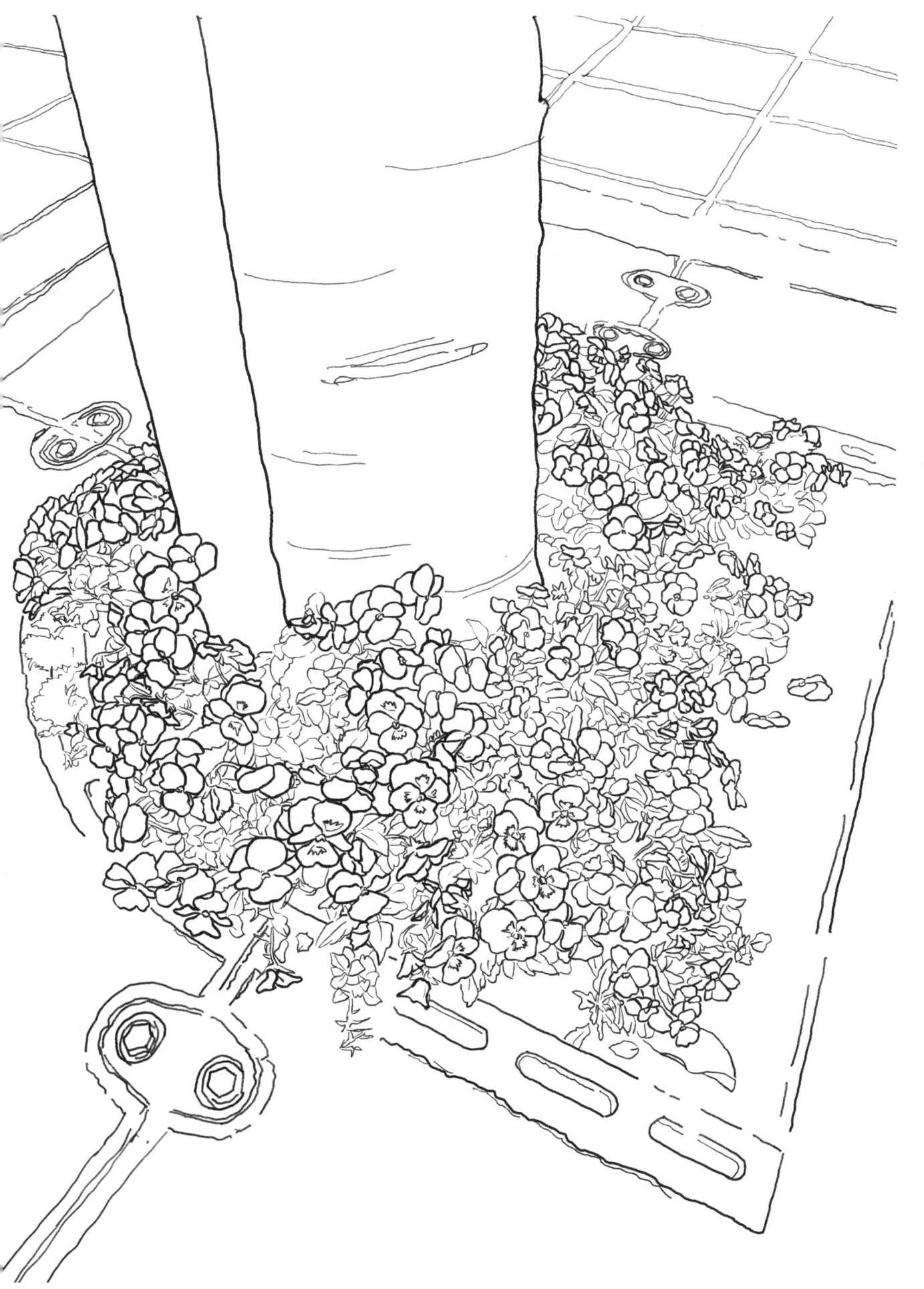

양귀비

양귀비과의 한해살이풀로, 5~6월에 꽃이 핀다.
열매에서는 아편을 추출하고, 씨는 기름으로 식용한다.

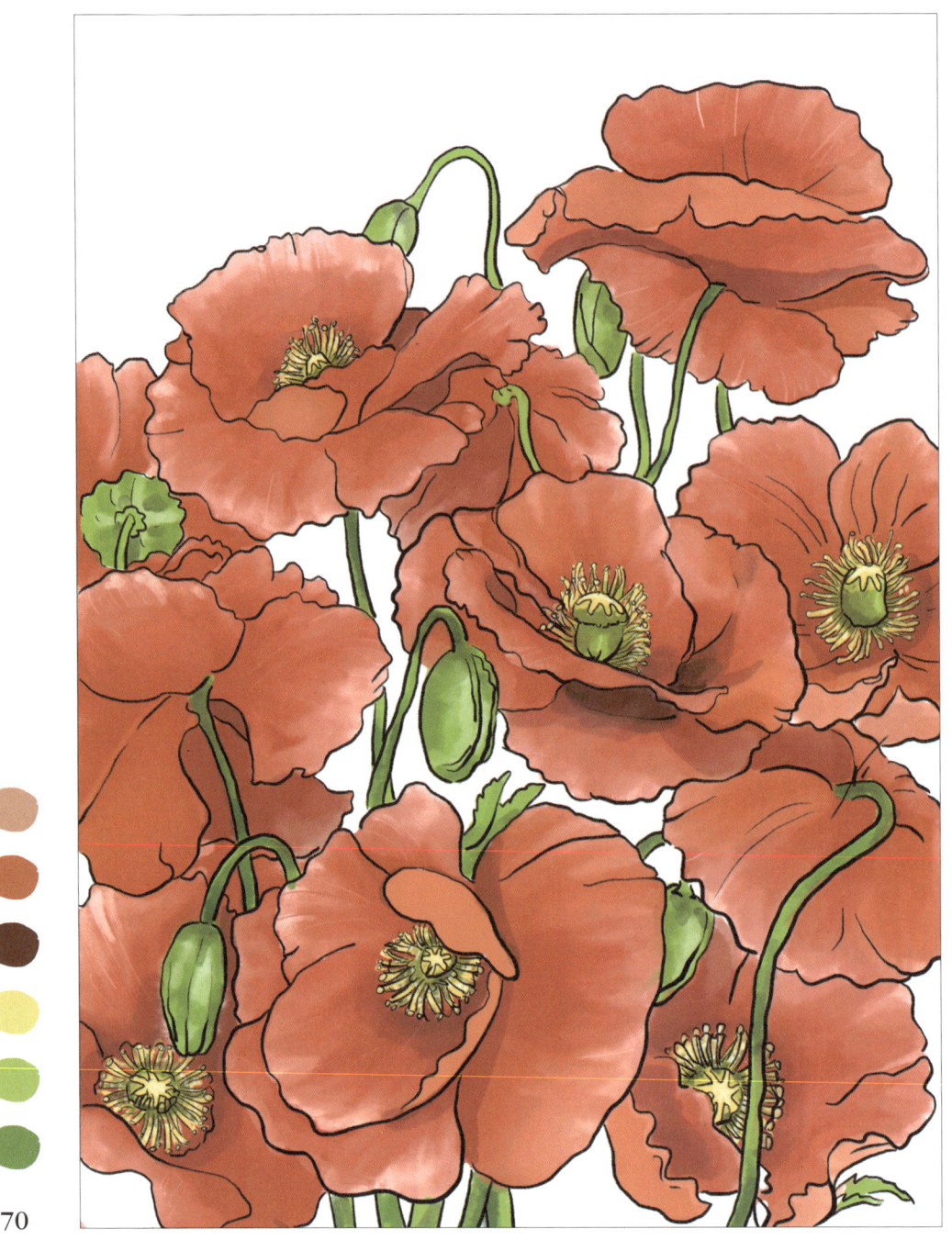

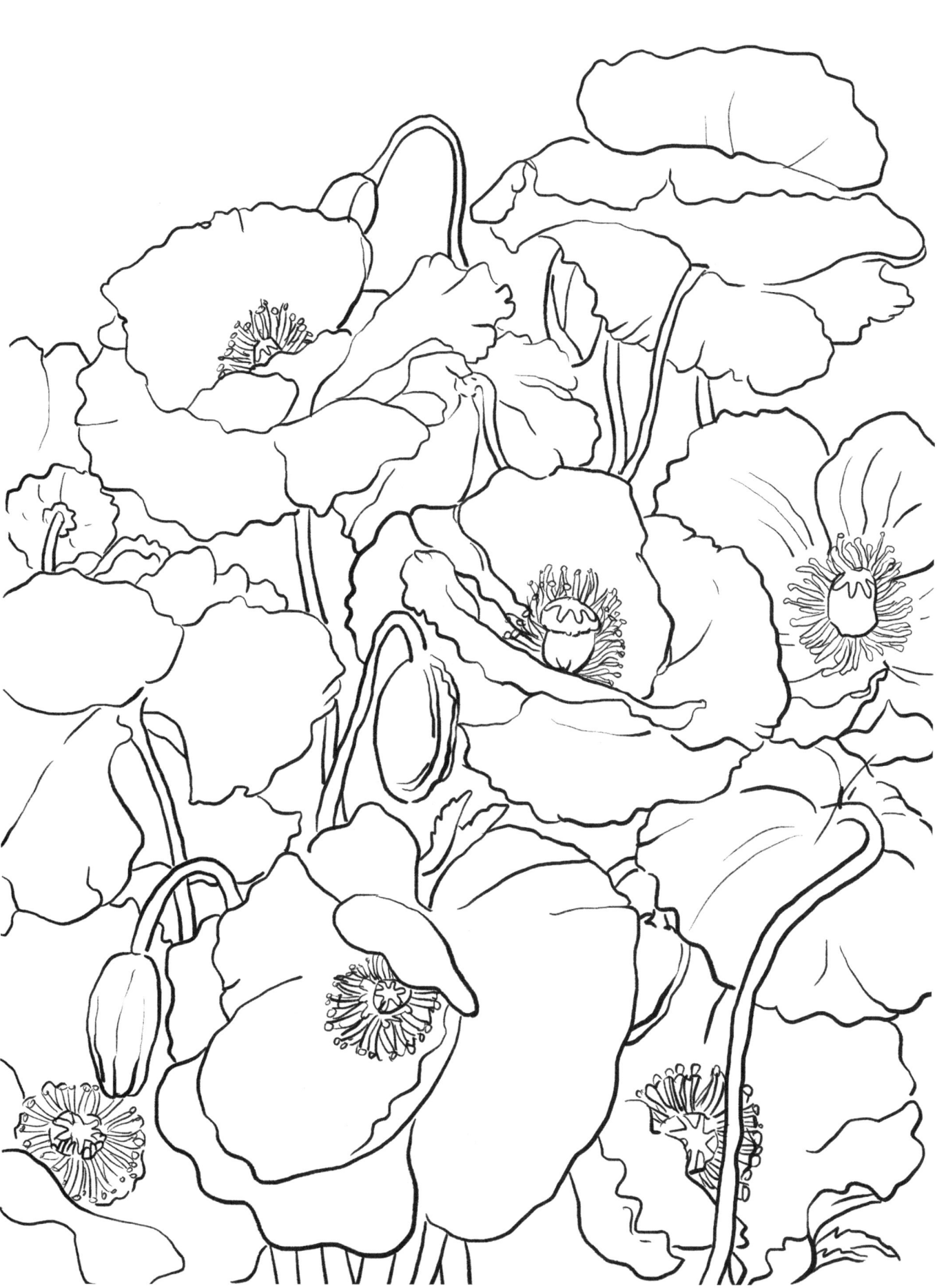

장미

장미과의 관목으로, 높이는 2~3미터까지 자란다.
5~6월에 다양한 색의 꽃이 피며, 관상용으로 인기가 많아 개량 품종이 많다.

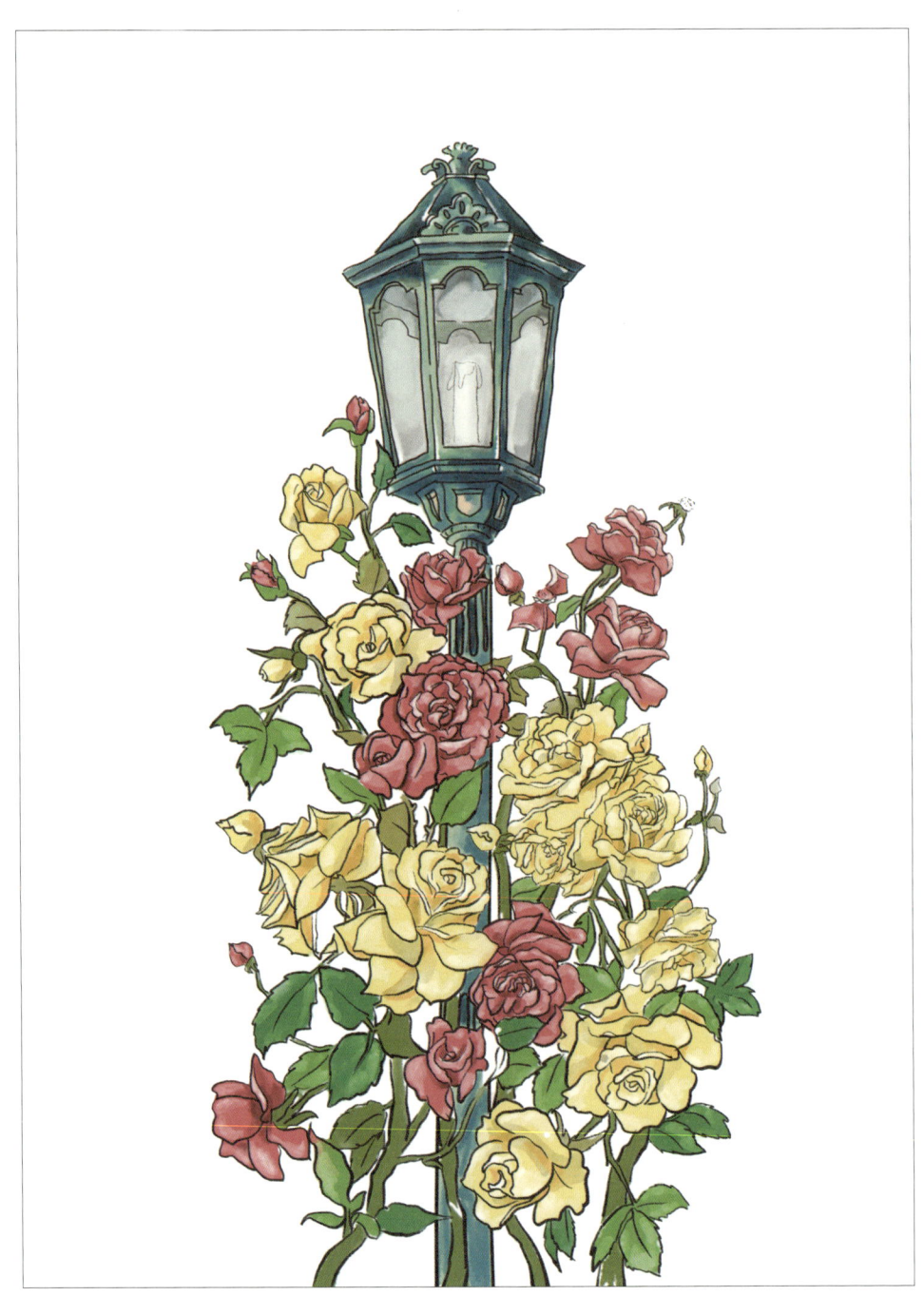

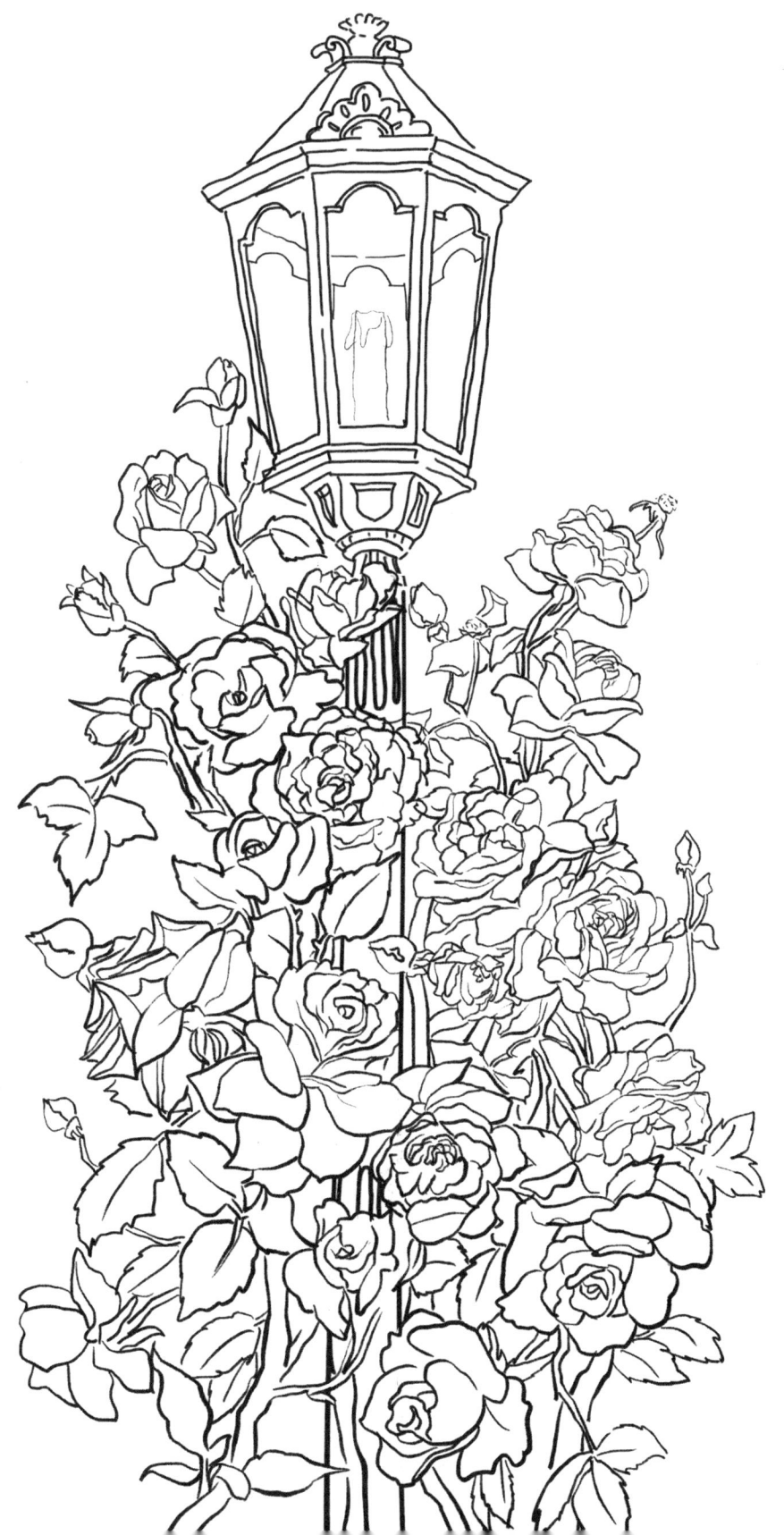

해바라기

8~9월에 줄기나 가지 끝에 커다란 꽃이 핀다. 2미터 정도까지 자란다.
원산지는 중앙아메리카로 세계 각지에 분포한다.

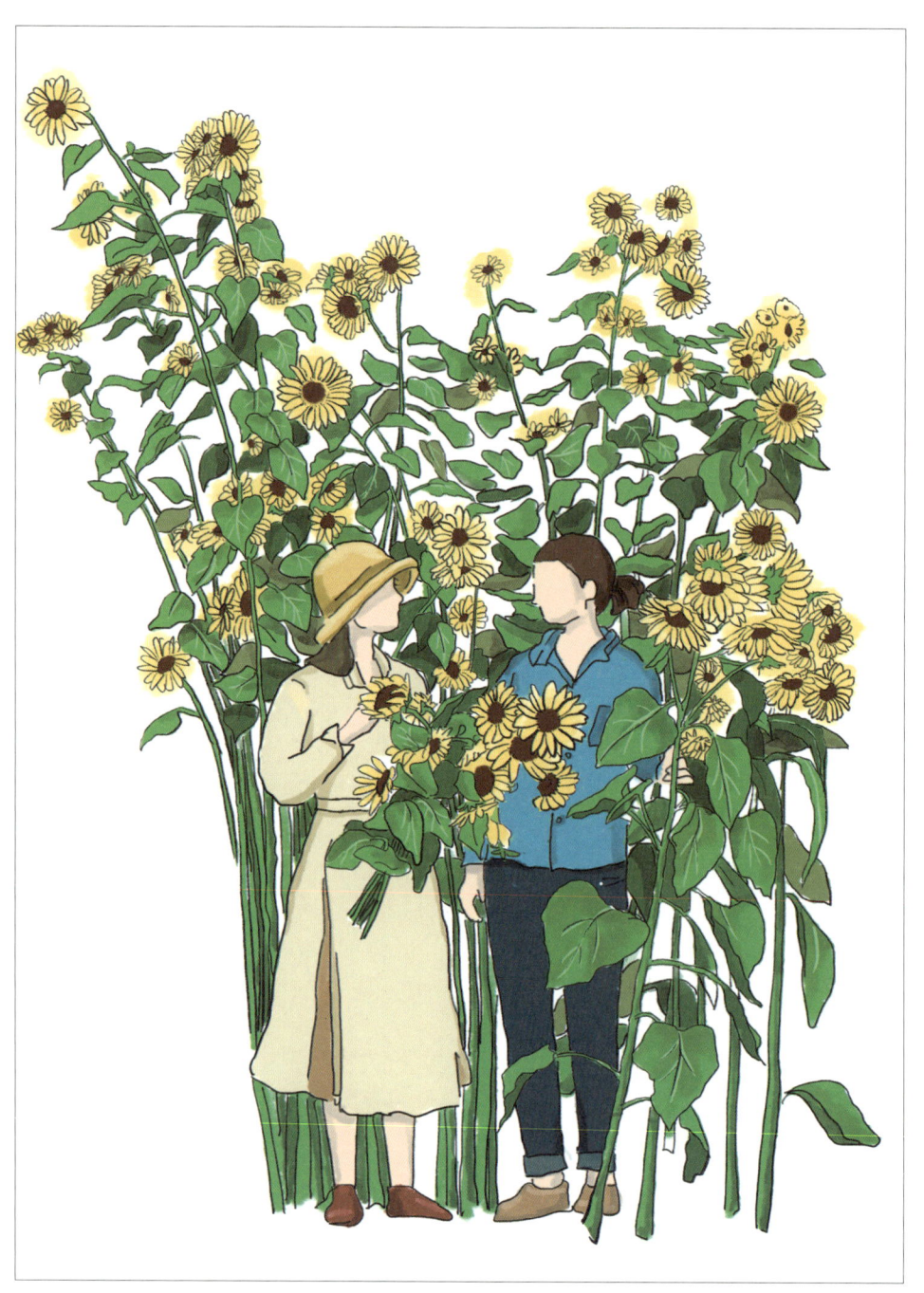

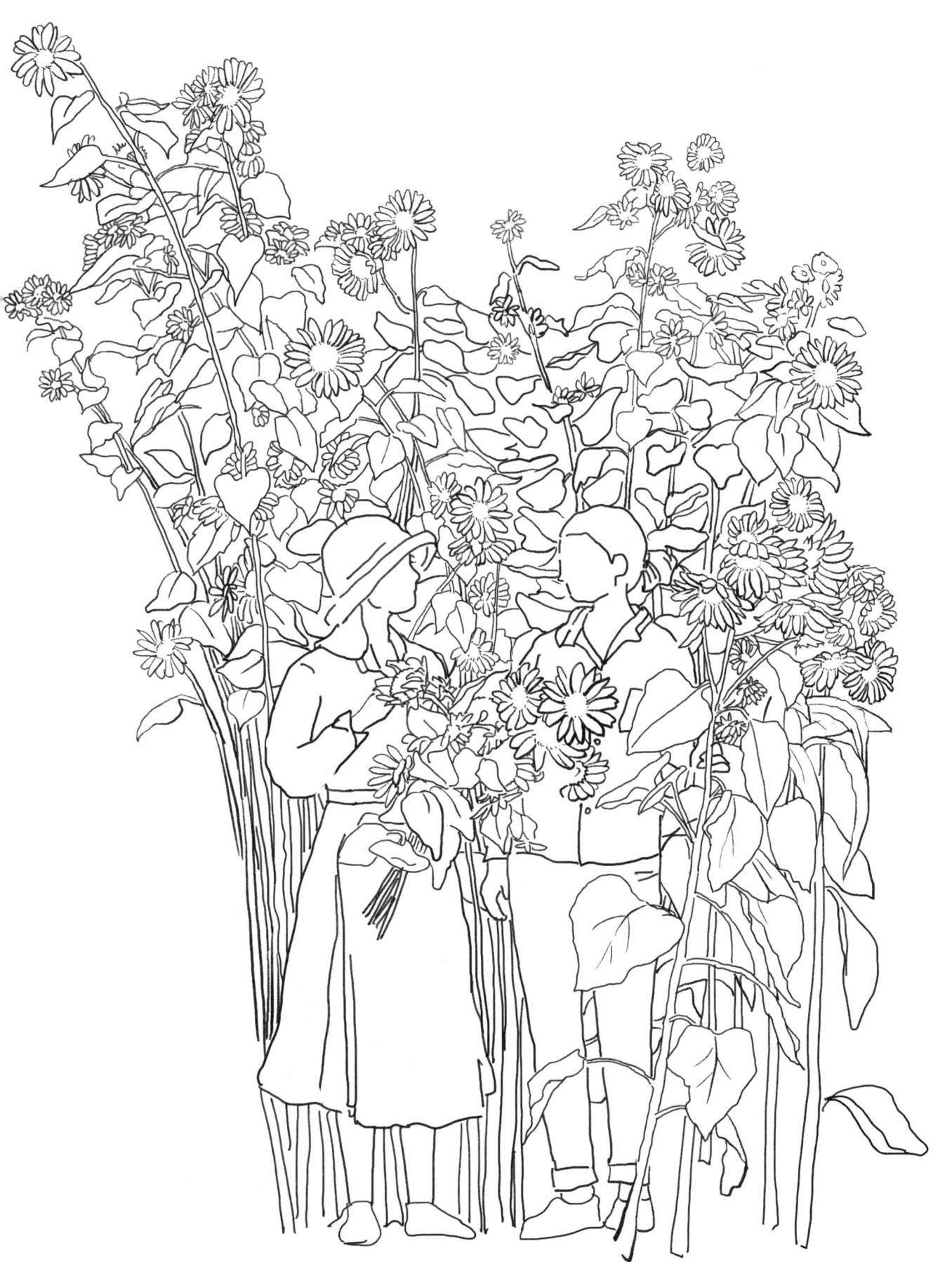

국화

다양한 모양과 빛깔을 가진 여러해살이풀.
주로 가을에 꽃이 피는 대표적인 관상용 식물이다.

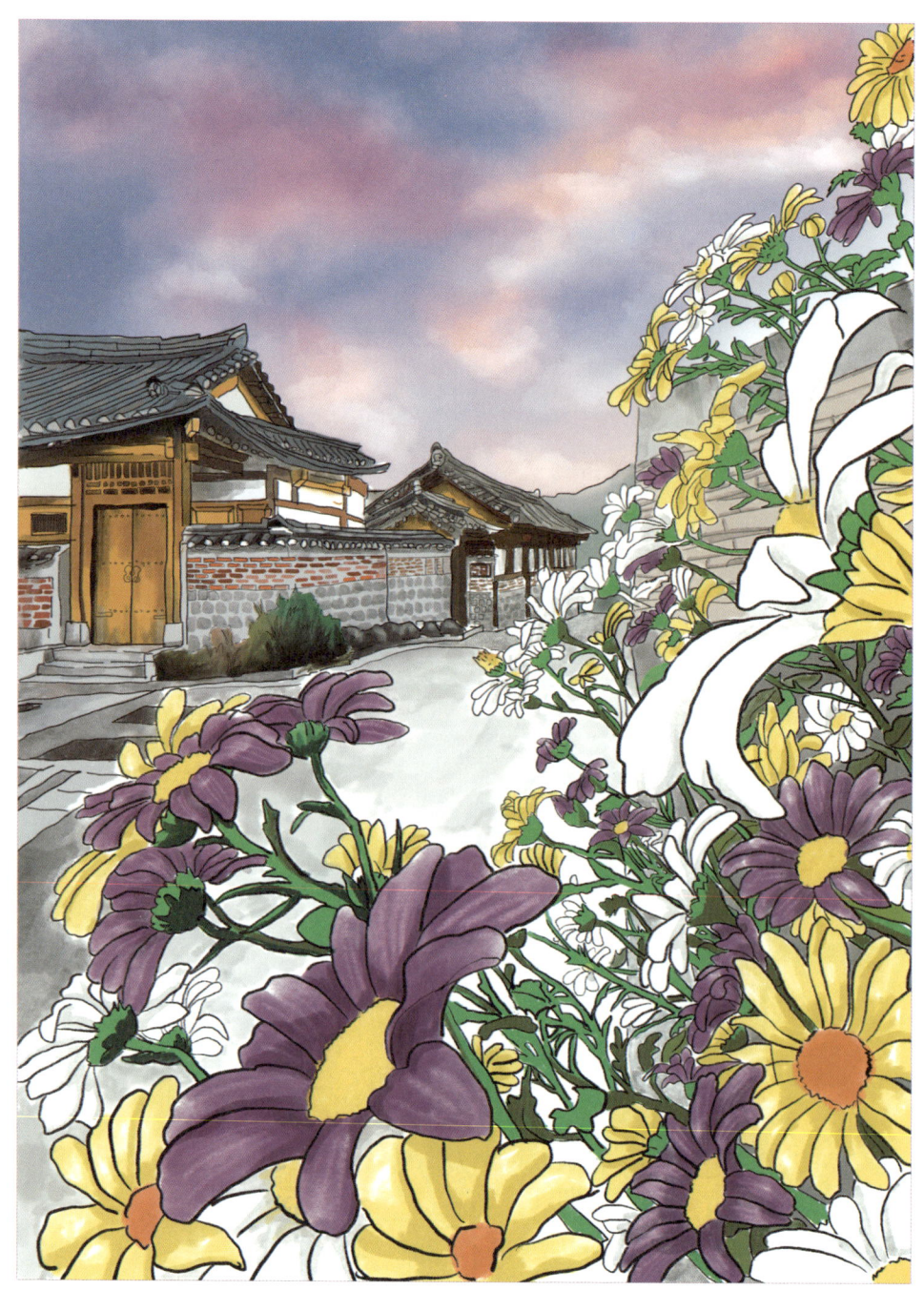

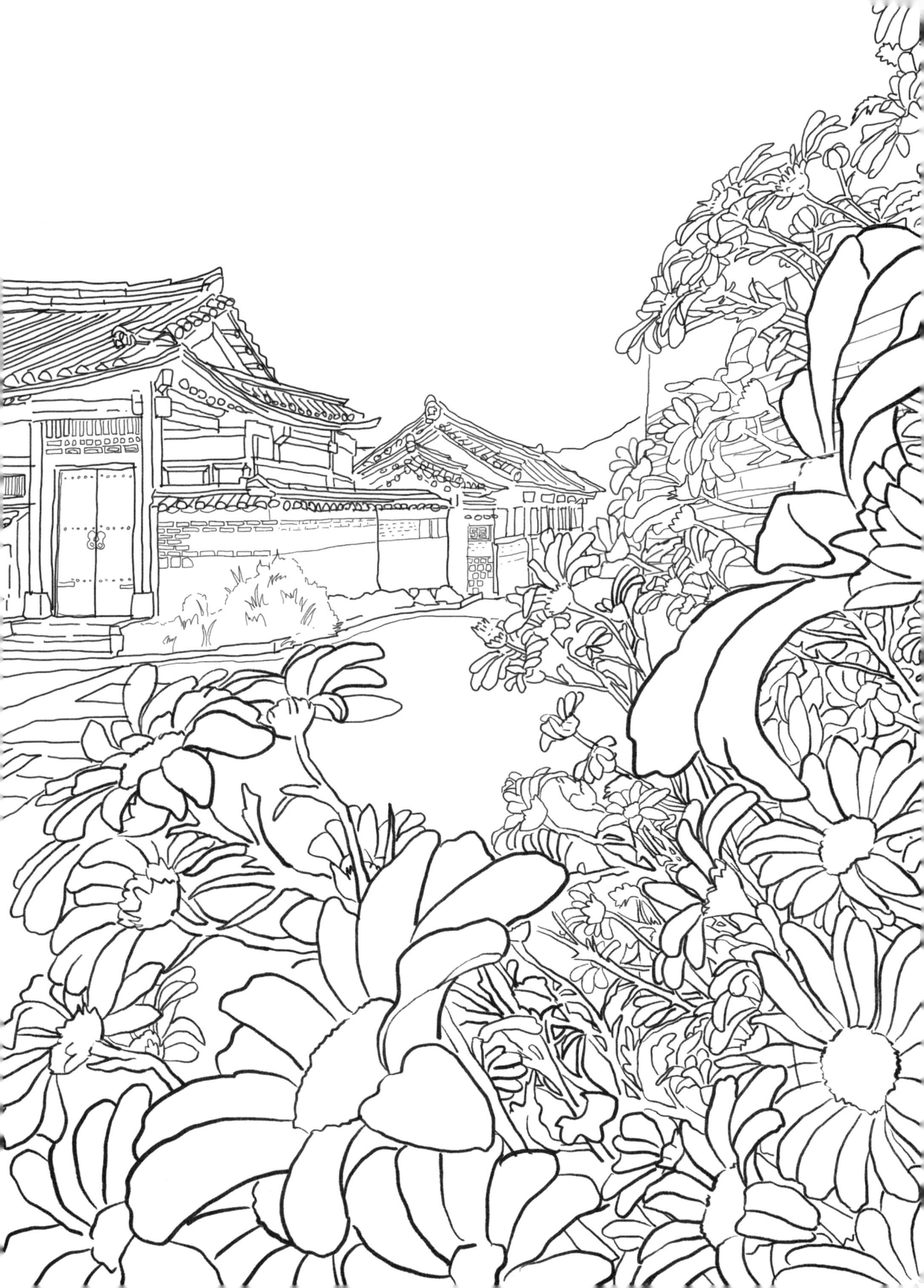

스케치 모음

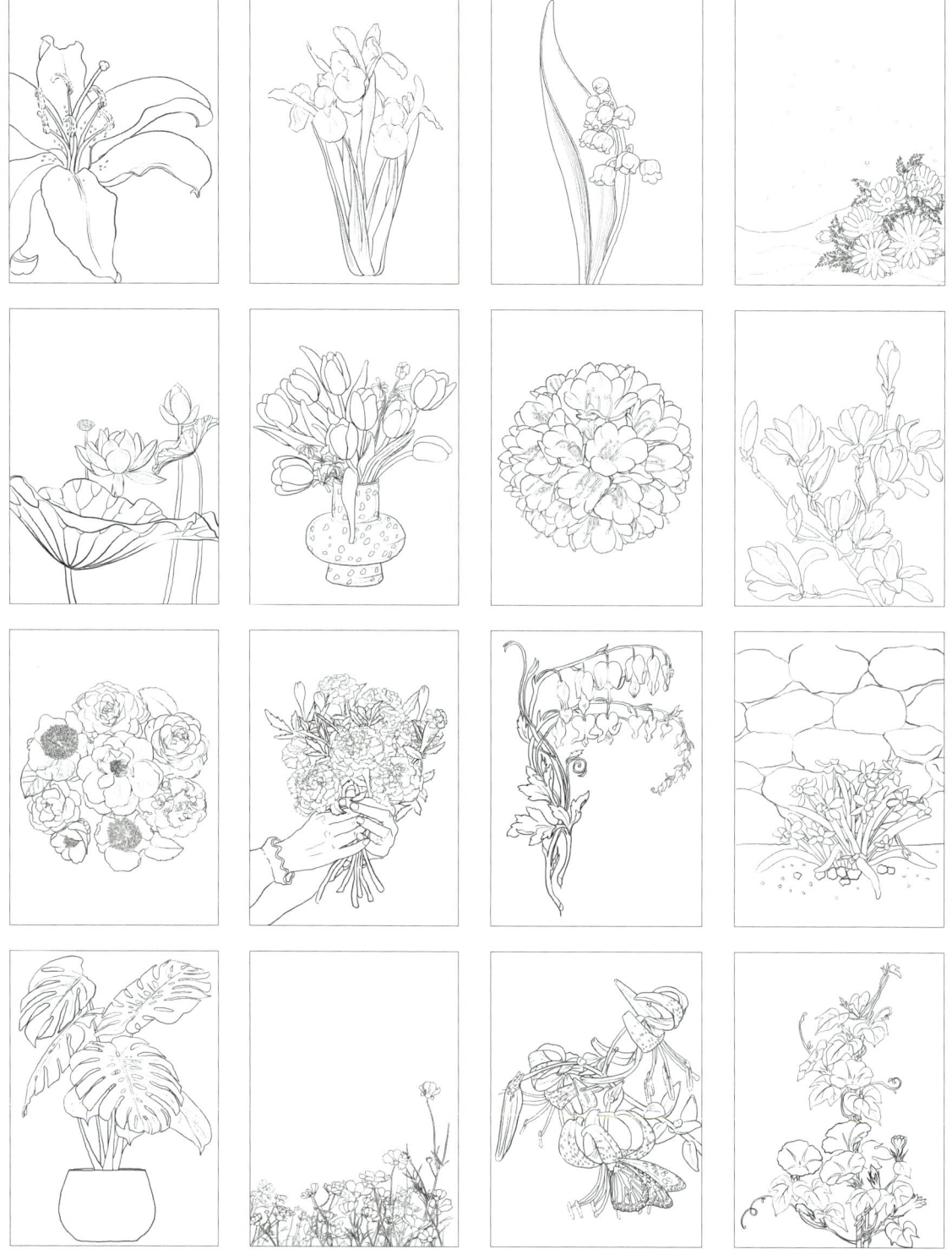

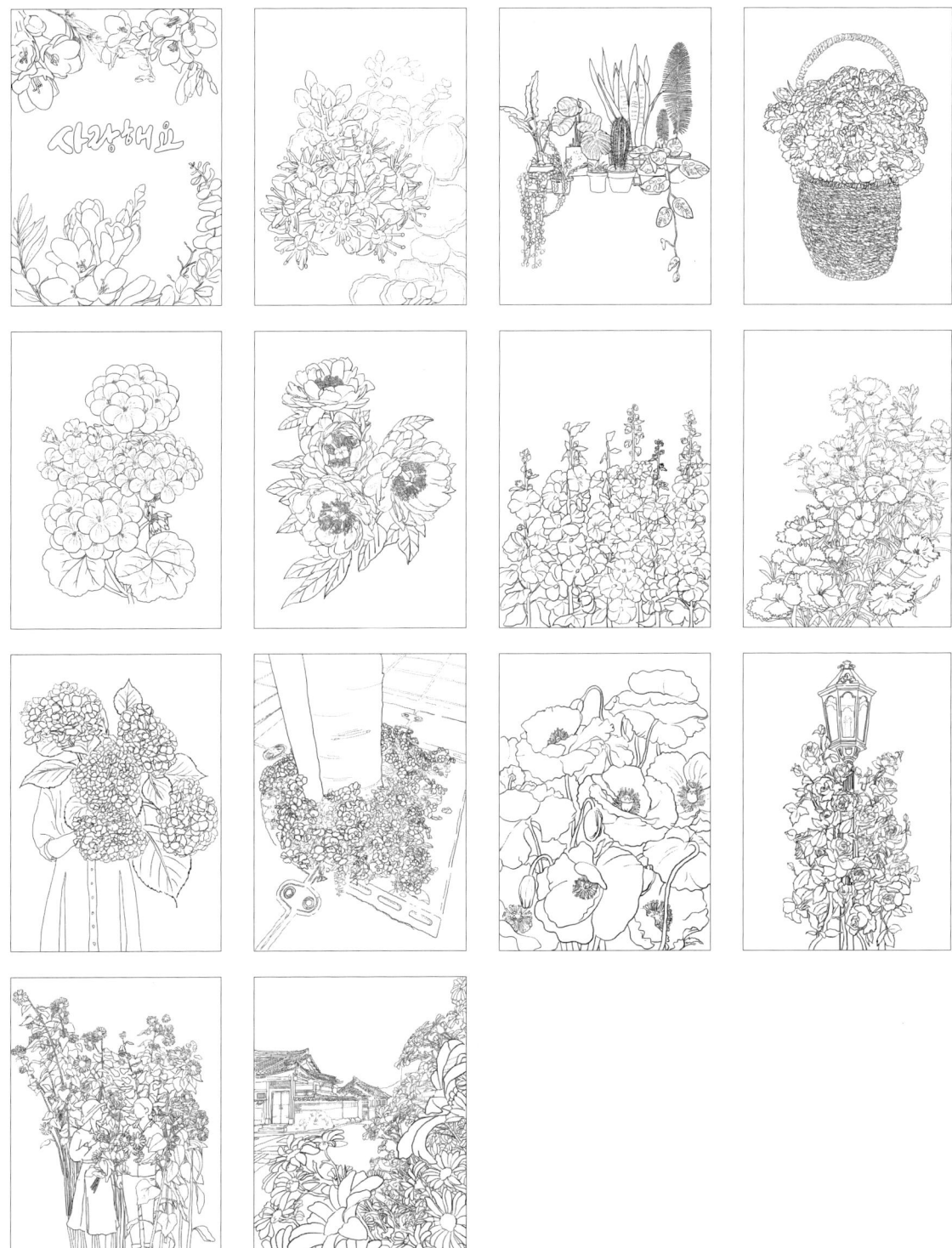

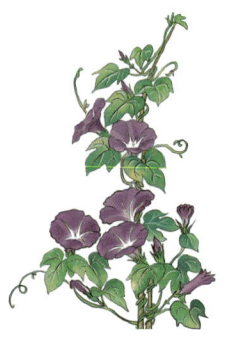